# 아토피, 회복의 메커니즘

# 아토피, 회복의 메커니즘

초판1쇄 발행 2025년 7월 10일

지은이 김원대
펴낸이 제이슨
펴낸곳 도서출판 책길

신고번호 제2018-000080호
신고년월일 2018년 3월 19일

주소 서울특별시 강남구 테헤란로2길 8, 4층(우.06232)
전화 070-8275-8245
팩스 0505-317-8245
이메일 contact@bizwebkorea.com
홈페이지 bizwebkorea.com           이러닝 인터뷰어 interviewer.co.kr
페이스북 facebook.com/bizwebkorea   인스타그램 instagram.com/bizwebkorea
블로그 blog.naver.com/bizwebkorea   유튜브 youtube.com/@bizwebkorea

ISBN 979-11-984425-4-3(13510)

ⓒ 2025 김원대
이 책은 저작권자와의 계약에 따라 저작권법의 보호를 받는 저작물이므로
저자와 출판사의 허락 없이 내용의 일부 또는 전부를 발췌하거나 인용하는 것을 금합니다.

*잘못된 책은 구입처에서 바꾸어 드립니다.

아토피를 말하는 사람은 많아도, 치료하는 사람은 없다!

# 아토피, 회복의 메커니즘

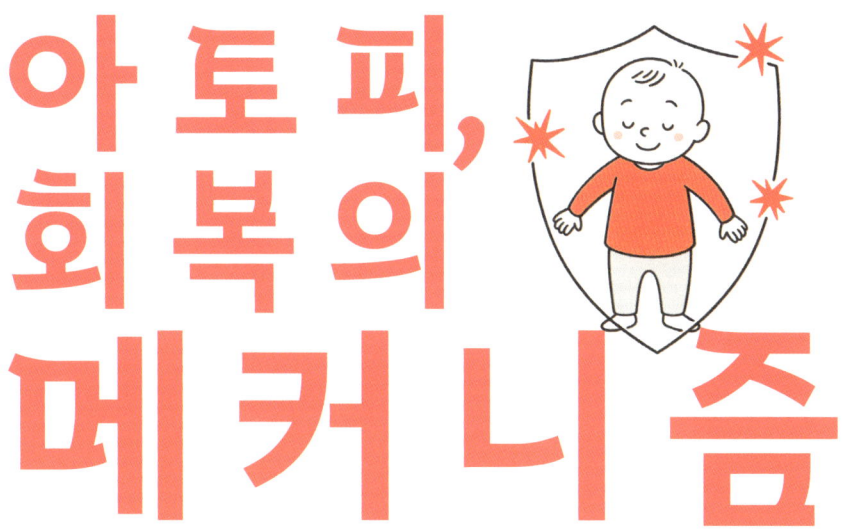

김원대 지음

ALLEVIATE
BALANCE
STRENGTHEN

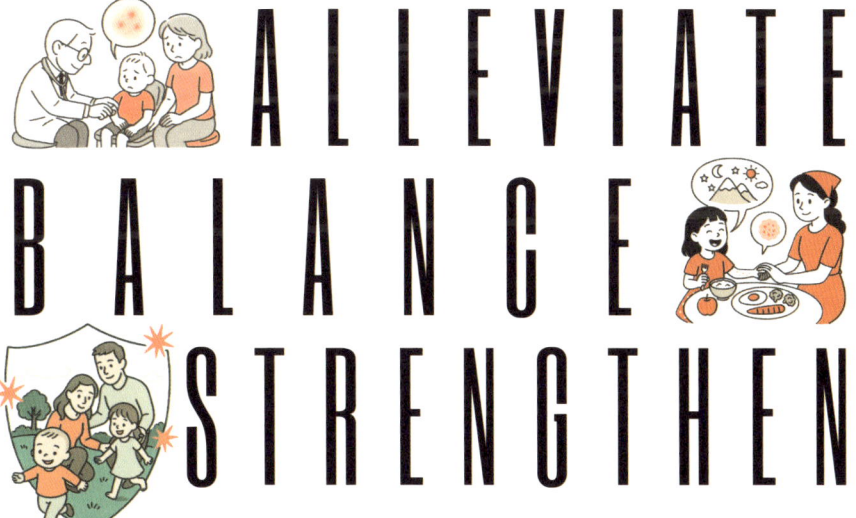

진정 → 균형 → 회복, 피부를 바꾸는 3단계 시스템

책길

## 시작하는 글

나는 수십 년간 다양한 산업 분야에서 비즈니스를 경영하며 변화의 흐름 속에서 새로운 시장을 개척해왔다. 그러던 중 우연한 계기로 '천연물 연구'에 관심을 가지게 되었고, 이는 단순한 사업의 확장이 아니라 '치료받지 못한 사람들에게 희망을 줄 수 있을까?'라는 질문에서 출발한 새로운 여정이 되었다. 이 질문은 단순한 호기심을 넘어 삶의 방향을 바꾸는 계기가 되었고, 나는 보다 과학적이고 체계적인 해결책을 찾기 위해 대학 및 연구기관들과의 산학·산연 공동 연구개발(R&D)을 통해 다양한 실험과 분석 및 검증을 통해, 피부질환 완화와 면역력 회복에 대한 실질적 접근을 구체화해 왔다.

그렇게 설립한 회사가 바로 바이오 전문기업 ㈜지엘바이오테크다. '이 세상에 없는 세계 최고의 제품을 만들겠다'는 다소 과감한 슬로건 아래, 우리는 천연 유효성분을 기반으로 하는 기술 특허 조성물과 임상 데이터를 바탕으로 아토피 전용 제품 '아토올'을 개발했다. 아토올은 미국 FDA 등록은 물론 할랄(HALAL)인증 및 국내 안전성 평가를 모두 통과한 제품으로, 피부 면역 저하로 심한 가려움과 반복되는 재발의 악순환을 끊기 위해 고안된 미스트 타입의 제품이다.

그러나 제품만으로는 아토피를 온전히 해결할 수 없다는 결론에 이르렀고, 따라서 나는 수 많은 아토피 환우들과 대화를 통해 현장의 질문과 데이터를 바탕으로 이 책을 집필하게 되었다.

현장에서 내가 만난 아토피 환자와 가족들은 단순한 '피부의 불편함'을 넘어서, 일상과 삶 전체가 흔들리는 깊은 고통을 겪고 있었다. 치료를 받는 사람은 많았지만, 제대로 회복된 사람은 적었고, 피부과나 한방에서도 아토피만을 깊이 있게 연구하며 전념하는 의료인을 찾기는 어려웠다. 어떤 아이는 좋아지다가 계절이 바뀌면 다시 악화되었고, 몇 년간 잠잠했던 피부가 예고 없이 다시 무너지기도 했다. 그 반복 속에서 부모들은 무력감을, 아이는 정신과 심리적으로 위축을 격고 있었다. 아토피는 단순한 질환이 아니라, 겪어본 사람만이 아는 '삶의 질'을 송두리째 흔드는 병이었다.

이러한 절박함 앞에서 나는 다시 질문을 던졌다. "아토피란 과연 무엇인가?"

나는 아토피는 단순한 피부 트러블이 아니라, 몸 전체 시스템이 보내는 구조적 메시지라고 강조한다. 그래서 이 책에서 아토피를 '몸의 언어'로 정의하고 있는 것이다. 피부는 단지 겉에 드러난 반응일 뿐이며, 그 근본 원인은 생활 습관, 식단, 수면, 정서 상태, 주변 환경, 그리고 면역체계 등 복합적인 요소들의 불균형에 있다. 연고나 약으로 증상을 일시적으로 완화시킬 수는 있지만, 삶 전체의 균형을 회복하지 않으면 반복과 악화는 계속될 수밖에 없다.

이 책은 아토피를 단순히 '병'이 아닌 '메시지'로 해석하고, 그 메시지를 어떻게 분석하고 회복의 흐름으로 전환할 것인지에 대한 체계적인 안내서다. 나는 그 과정을 ABS 모델(Alleviate-Balance-Strengthen)이라는 3단계 구조로 정리했고, 그 내용을 이 책의 15장에 걸쳐 담았다.

첫 번째는 진정(Alleviate)단계다. 이 시기는 피부가 가장 불안정하고, 가려움과 진물이 반복되며 아이의 고통이 극심해지는 시점이다. 많은 부모들이 당황해 이것저것 시도하지만, 오히려 무리한 세정, 과도한 약물 처방, 여러 제품의 중복 사용, 감정적 불안정이 피부를 더욱 예민하게 만들 수 있다. 이때 가장 중요한 것은 '무엇을 더 해야 할까'가 아니라 '무엇을 덜어내야 할까'다. 자극을 최소화하고, 아이가 쉴 수 있는 공간과 심리적 여유를 만들어 주는 것이 회복의 시작점이다.

두 번째는 균형(Balance)단계다. 증상이 가라앉은 뒤에도 안심할 수는 없다. 이 시기야말로 회복의 방향이 결정되는 진짜 시작이다. 피부는 외부보다 내부 상태에 더 민감하게 반응한다. 아이의 식습관, 수면 리듬, 감정 기복, 생활 환경이 일정하지 않으면 피부도 출렁인다. 이 단계에서는 삶 전체의 리듬을 점검하고 균형을 맞추는 일이 무엇보다 중요하다. 잘 자고, 잘 먹고, 잘 노는 아이가 피부도 더 잘 회복한다는 아주 단순하지만 강력한 원칙이 작동하는 시기이기도 하다.

마지막은 회복(Strengthen)단계다. 많은 부모들이 피부가 좋아지면 완치라 착각하고 관리를 멈춘다. 하지만 이 단계는 회복의 끝이 아니라 '면역력의 힘'을 길러야 하는 시간이다. 피부는 여전히 자극에 흔들릴 수 있고, 작은 변화에도 다시 흔들릴 수 있다. 따라서 장기적으로 유지 가능한 습관을 만들고, 아이가 자기 몸의 신호를 인식하고 스스로 대처할 수 있도록 돕는 것이 중요하다. 이 시점부터는 부모가 관리자가 아닌 '생활 리듬의 조율자'로서 함께 걷는 동반자가 되어야 한다.

이 책은 바로 이러한 ABS 회복 모델을 바탕으로 총 15장으로 구성되어 있다. 각 단계마다 5개의 장을 배치하여, 부모와 아이가 마주하게 될 상황과 감정, 그리고 그에 대한 실질적 대응 방법을 제시하고 있다..

진정 단계(1~5장)에서는 아토피에 대한 새로운 정의부터 시작해, 피부에 직접 영향을 주는 환경 자극을 줄이고, '덜어내는 돌봄'의 실천 방법을 다룬다. 부모가 아이의 피부뿐 아니라 감정까지 함께 돌볼 수 있도록 돕는다.

균형 단계(6~10장)에서는 증상이 가라앉은 이후에도 회복이 지속될 수 있도록, 생활 습관·식단·정서·환경을 점검하고 조율하는 방법을 이야기한다. 특히 피부를 넘어서 몸과 마음 전체의 균형을 회복하는 데 초점을 둔다.

회복 단계(11~15장)에서는 아이의 몸이 스스로 조절력을 갖추고, 작은 자극에도 흔들리지 않도록 면역력과 생활 리듬을 안정시키는 전략을 소개한다. 부모가 조율자로서 아이와 함께 회복의 리듬을 만들어 가는 법을 다룬다.

또한 각 장의 끝에는 '이렇게 해보세요'라는 이름으로 실천 체크리스트를 구성했다. 단순한 이론 소개에 그치지 않고, 오늘부터 바로 적용할 수 있는 실천 방법을 구체적으로 제시하고자 했다. 이 책을 덮는 순간이 끝이 아니라, 회복을 위한 생활 루틴의 시작이 되기를 바라는 마음에서다.

나는 이 책이 단순한 설명서가 아니기를 바란다. 아이의 피부만을 위한 책이 아니라, 아이의 하루를 지켜보는 부모의 마음을 어루만지고, 가족 모두가 함께 회복의 리듬을 만들어 가는 따뜻한 설계도가 되기를 바란다.

완벽하지 않아도 괜찮다. 오늘 아이가 어제보다 조금 덜 고통받고, 밤에 한 시간이라도 더 편히 잠들 수 있었다면, 그것만으로도 이미 회복은 시작되고 있는 것이다. 회복은 한순간의 기적이 아니라, 흔들릴 수 있지만 다시 돌아올 수 있는 방향을 잃지 않는 힘에서 비롯된다. 그 방향을 잡는 사람은 다름 아닌, 매일을 함께 살아내는 부모다.

나는 아토피는 완치될 수 있는 병이라고 믿는다. 그 길은 약이나 연고가 아닌, 삶의 리듬을 다시 세워가는 여정이다. 조급함보다 꾸준함이, 지시보다 공감이, 억제보다 이해가 더 큰 치유의 힘을 만들어 낸다.

이 책이 바로 그 여정을 함께 걷는 나침반이 되기를 바란다. 때로는 지치고 흔들리는 날에도, 이 책이 여러분의 손 안에서 "우리 아이는 괜찮아질 수 있다"는 믿음을 다시 붙들어 줄 수 있기를 진심으로 바란다.

저자 김원대
㈜지엘바이오테크 대표이사 / 공학 박사

# 목차

시작하는 글 ..................................................................5

## 1장. 아토피는 '몸의 언어'다 ..................................17
왜 이렇게 낫지 않을까? / 진정 → 균형 → 회복, 아토피 회복의 흐름 / 아토피는 선진국 병이다 / 피부에 드러난 몸의 이야기 / 부모가 주목해야 할 생활 속 요인 / 아토피는 시스템의 문제이다

## 2장. 회복의 첫걸음, 진정시키는 힘 ........................29
가장 먼저 해야 할 일은? / 흔히 하는 실수들 / 피부를 진정시키는 일상 관리 / 예민할수록 더 적게 하는 것 / 진정 단계에서의 일상 생활은 / 진정 이후, 회복을 위한 다음 걸음

## 3장. 피부가 숨 쉴 수 있는 집 ................................43
자극을 덜어내는 환경 / 보이지 않는 자극이 피부를 흔든다 / 향기롭지만 자극적인 환경에서 벗어나기 / 정서적 안정이 공간의 완성이다

## 4장. "긁지 마!"보다 더 중요한 말 ..........................55
먼저 읽어야 할 것은 마음이다 / 아이의 감정을 이해하자 / 함께하는 실천이 더 깊이 닿는다 / 대화가 치료다 / 혼내지 않는 부모의 용기

## 5장. 식탁 위에서 시작되는 피부 변화 .....................67
식탁에서 실마리를 찾다 / 아토피는 장에서 시작된다 / 아이에게 맞는 식이 변화는 따로 있다 / 무엇을 빼느냐보다 무엇을 더하느냐 / 염증 유발 식품과 항염 식단 / 함께 차리는 식탁이 만드는 회복의 리듬 / 식단을 놀이처럼 접근하기

## 6장. 회복은 끝이 아닌 시작 .................................................. 83

잠잠한 피부, 안도와 불안 사이에서 / 회복은 새로운 관리의 출발점 / 피부가 보내는 작은 신호들 / 균형 잡힌 생활 리듬의 지속 / 일상 속 조율자, 부모의 역할 / 우리만의 리듬 만들기

## 7장. 환경 자극에 덜 흔들리는 피부 만들기 ........................ 97

다시 뒤집힌 피부, 소율이의 그날 밤 / 계절과 기후에 흔들리지 않도록 / 생활 속 작은 자극에도 흔들리지 않는 피부 / 가장 기본적인 루틴, 목욕과 보습 / 자극을 견디는 피부, 생활 리듬이 만든다 / 흔들려도 괜찮아 / 환경을 두려워하지 않고 살아가는 힘

## 8장. 스트레스와 감정, 보이지 않는 트리거 ........................ 111

아이의 감정도 영향을 미친다 / 정서는 몸과 마음의 연결고리다 / 스트레스는 사회의 보이지 않는 위험 / 감정과 가려움의 악순환 / 감정 일지로 숨은 요인 찾기 / 안정된 정서 루틴 만들기 / 감정을 표현하는 법 가르치기 / 부모의 마음 관리도 중요하다/ 마음의 치유, 피부의 회복

## 9장. 약일까, 자연일까, 그 사이의 길 .................................. 125

흔들림 속에서 균형을 찾는다는 것 / 약이냐 천연이냐, 딜레마 속 부모의 마음 / 좋은 성분보다 먼저 점검해야 할 것은? / '천연'이라고 다 괜찮은 건 아니다 / 약, 필요할 땐 쓰되 의지하지 않기 / 아이에게 맞춘 균형 찾기 / 약과 천연 사이를 고민하는 가족들

## 10장. 식단의 균형, 어떻게 유지할까 ..................................... 137
식단은 정보가 아니라 경험이다 / 지속적인 실천이 만드는 몸의 변화 / 정서적 안정을 지키는 식단 운영 / 가족 식사 문화의 변화, 함께하기 / 균형 잡힌 식단에서 회복으로

## 11장. 회복의 기준, 일상을 되찾는 피부 ............................. 149
아이의 피부보다 먼저 확인해야 할 것 / 피부가 아니라 하루를 보라 / 피부에 끌려다니지 않는 하루로 증명된다 / 일상에 지장 없는 상태 / 회복의 기준으로 세우는 법

## 12장. 아이의 몸과 리듬을 이해하기 .................................. 161
회복 속도는 체질의 차이로부터 / 환경과 리듬에 따라 달라진다 / 아이마다 다른 반응과 회복 속도 / 하루 패턴이 쌓여 만드는 변화 / 관찰과 일지의 힘 / 회피가 아니라 조율이다 / 회복의 궤도에 오르다

## 13장. 가족의 작은 변화가 만든 큰 기적 ............................. 177
아토피가 만든 새로운 가족의 관계 지도 / 한목소리로 만드는 회복의 리듬 / 형제자매도 함께해야 / 부모 세대의 도움도 필요하다 / 회복을 만들어 낸 가족의 선택들 / 앞으로 실천할 일들은?

## 14장. 아토피를 지나, 함께 자라는 시간 ............................. 191
회복 이후, 관리의 기술 / 식단, 점진적으로 넓혀가기 / 재발은 올 수 있다. / 아이의 자기관리 능력 키우기 / '다 나았다'는 판단이 만든 차이

15장. 한 걸음씩, 우리가 만든 회복의 길 ............................ 205
　혼란과 좌절의 시간 / 진정, 균형, 회복의 3단계 시스템/ '진정' 단계 - 가려움의 악순환을 끊다 / '균형' 단계 - 몸과 마음의 조화를 되찾다 / '회복' 단계 - 건강한 피부를 되찾다 / 안정과 희망, 되찾은 일상 / 가족이 찾은 실천의 흐름 / 치료는 삶을 바꾸는 일이다

김원대 박사의 아토피 Q&A ................................................. 223

마치는 글 ................................................................................ 243

## 1장

## 아토피는 '몸의 언어'다

## 왜 이렇게 낫지 않을까?

아토피 피부염으로 고생하는 아이를 지켜보는 일은 부모에게 깊은 좌절감을 안긴다. 한동안 잠잠하던 피부가 다시 뒤집히고, 밤마다 가려움에 잠을 이루지 못하는 아이를 보며, 부모는 "도대체 뭐가 문제일까?"라는 물음을 되풀이한다. 연고를 바르고, 유기농 식단으로 바꿔도 어느 날 갑자기 악화되는 피부 앞에서 마음이 무너진다.

하지만 필자는 아토피를 단순한 피부병이 아니라고 말한다. 피부에 나타나는 증상은 '몸 전체 시스템이 보내는 신호'다. 아토피는 아이의 생활 습관, 식단, 수면, 감정 상태, 그리고 환경 전반의 균형이 무너졌을 때 드러나는 결과다.

피부는 무대 위 배우와 같다. 무대 뒤 조명과 음향이 엉망인데 배우 혼자 잘해봤자 공연은 성공할 수 없다. 마찬가지로, 몸과 환경이 망가지면 피부 혼자 건강할 수 없다. 피부의 가려움과 발진은 '결과'이지 '원인'이 아니다.

그래서 아토피를 피부의 문제로만 이해하면, 연고와 가려움 억제에만 몰두하게 된다. 하지만 그것만으로는 회복에 이를 수 없다. 아이의 아토피는 피부가 아닌 '일상 전체'에서 비롯된 신호다. 이 신호에 귀 기울이지 않으면 겉 증상만 반복해서 쫓는 악순환이 계속된다.

아토피를 시스템의 문제로 바라보는 순간, 접근 방식이 달라진다. 왜 아이의 몸이 예민해졌는지를 돌아보고, 생활의 균형을 회복하는 데 초점을 맞추게 된다. 치료는 단순히 약을 바르는 일이 아니다. 무너진 리듬을 다시 세우고, 아이를 둘러싼 삶의 구조를 새롭게 설계하는 일이다.

## 진정 → 균형 → 회복, 아토피 회복의 흐름

아토피의 회복 과정을 이해하기 위해, 필자는 세 단계로 구성된 ABS 모델(Atopic healing starts with Balanced Systems)을 구성하였다. 이 모델은 단순한 이론이 아니라, 실제 수많은 부모와 아이들이 겪어온 생활 속 회복 여정을 바탕으로 정립된 것이다.

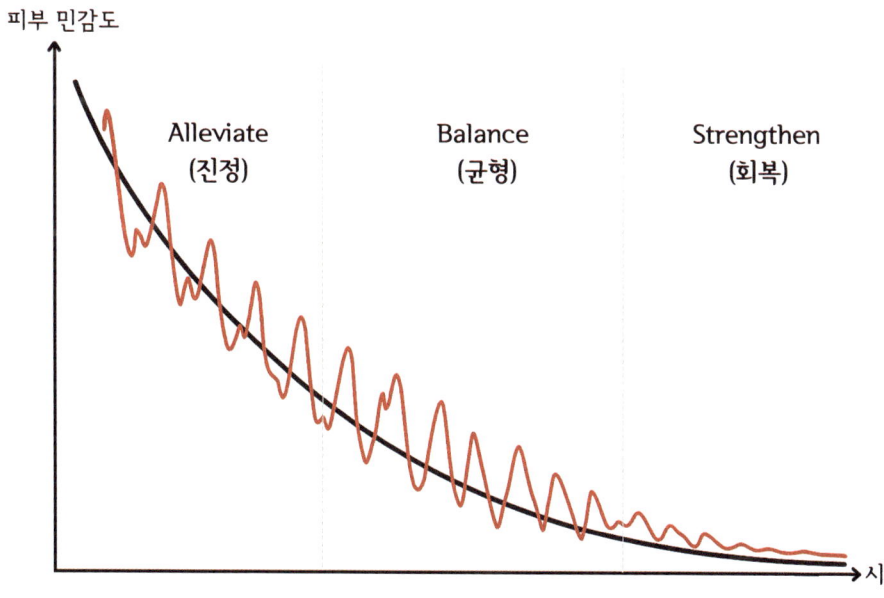

첫 번째 단계는 '진정(Alleviate)'이다. 이 시기는 피부가 가장 불안정한 상태로, 가려움, 진물, 발진 등 눈에 보이는 증상이 가장 심하게 나타난다. 이 시기에는 무엇보다 증상을 빠르게 안정시키고 피부에 자극을 최소화하는 것이 중요하다. 아이의 몸이 보내는 경고를 무리하게 억누르기보다는, 자극을 줄이고 피부가 쉴 수 있는 환경을 만들어주는 것이 핵심이다.

다음 단계는 '균형(Balance)'이다. 겉으로 드러나는 증상은 줄어들지만, 여전히 피부는 흔들리기 쉽고 작은 자극에도 반응한다. 이 시기에는 피부보다 더 깊은 차원의 조율이 필요하다. 수면의 질, 식사 리듬, 정서 상태, 일상 속 스트레스 같은 요소들이 피부의 안정에 직접적인 영향을 주기 때문이다. 단순한 연고 치료를 넘어서, 생활 전반의 균형을 맞추는 시기로 이해해야 한다.

마지막은 '회복(Strengthen)' 단계다. 피부는 안정되고, 몸은 외부 자극에도 쉽게 흔들리지 않는 회복력을 갖추기 시작한다. 이 시점부터는 건강한 일상을 유지할 수 있는 체력이 몸 안에 자리 잡는다. 보습이나 식단 등 관리가 여전히 중요하지만, 아이 스스로 일상에 잘 적응하고 삶의 리듬을 회복하는 모습이 뚜렷해지는 시기다.

ABS 모델의 가장 큰 특징은 병리적 상태만으로 구분된 모델이 아니라는 점이다. 진정, 균형, 회복의 흐름은 아이와 부모가 함께 생활 속에서 겪어가는 실제 변화의 리듬이기도 하다. 아이의 피부가 좋아졌다가 다시 악화되고, 또 어느 날은 한층 편안해졌다가도 다시 뒤집히는 이 과정을 반복하며, 부모는 점점 몸의 언어를 읽는 힘을 얻게 된다. 이 모델은 책상 위에서 만들어진 이론이 아니라, 아토피 아이를 품에 안고 울던 엄마들, 작은 변화에 마음 졸이던 가족들과 함께 현실 속에서 다듬어온 길이다.

## 아토피는 선진국 병이다

아토피 피부염은 현대 산업사회가 만들어낸 대표적인 질병이다. 특히 산업화가 고도로 진행된 국가일수록 그 유병률은 뚜렷하게 높다. 미국, 캐나다, 독일, 프랑스, 스웨덴, 일본, 한국, 호주 등 국민소득이 높은 선진국에서는 소아 아토피 유병률이 15~30%에 이르는데, 이는 세계 평균보다 두세 배 이상 높은 수치다. 반면 아프리카나 동남아시아 등 개발도상국에서는 유병률이 한 자릿수에 머무르는 경우가 많다.

이 격차는 단순히 진단 체계나 의료 접근성의 차이로 설명되기 어렵다. 그보다는 위생 기준, 식생활, 주거 환경, 정서적 스트레스, 약물 사용 양상 등 생활 전반의 구조가 아토피 발병률에 결정적인 영향을 미치고 있다. 즉, 아토피는 단지 유전적 취약성 때문이 아니라, '잘사는 방식'이 만들어낸 면역 시스템의 왜곡 현상이라 볼 수 있다.

예컨대 위생 수준이 높아지면서 아이들은 흙, 미생물 등 자연적 자극에 노출될 기회를 잃고, 면역 체계는 과민하게 발달한다. 식탁에서는 패스트푸드와 가공식품이 주를 이루고, 잦은 조미료와 인스턴트 섭취는 체내 염증 유발 환경을 조성한다. 농약과 화학비료가 남긴 잔류 독소는 세척으로도 완전히 제거되지 않아, 아이의 몸에 지속적으로 축적된다. 겉보기엔 맑아 보이는 도시의 공기조차, 실제로는 미세먼지, 자동차 배기가스, 휘발성 유기화합물(VOC), 환경 호르몬 등 수많은 자극 요인으로 가득하다.

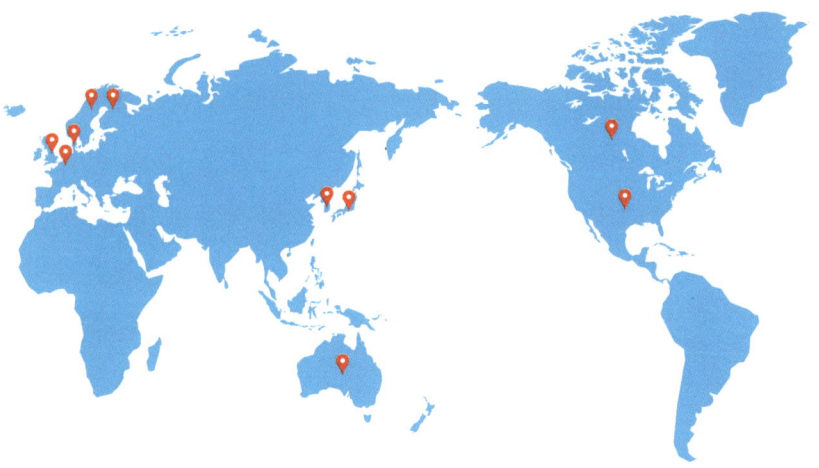

정서적 요인 또한 아토피의 중요한 트리거로 작용한다. 스마트폰과 같은 디지털 기기 사용이 일상화되면서 아이들은 어린 시절부터 인지적 과부하와 수면 부족, 만성 스트레스를 겪는다. 학습 부담과 과도하게 짜인 하루의 일정은 정서적 안정성을 무너뜨리고, 이는 곧 면역 균형의 붕괴로 이어진다. 여기에 감기나 알레르기 치료를 위한 항생제, 스테로이드 사용이 반복되면 자연 치유력은 점점 약해질 수밖에 없다.

## 피부에 드러난 몸의 이야기

아토피 피부에 나타나는 발진과 가려움은 단순한 피부 문제가 아니다. 그 이면에는 아이의 면역 상태, 생활환경, 정서적 변화가 복합적으로 얽혀 있다. 많은 부모들이 이미 경험했을 것이다. 도시에서는 밤마다 긁던 아이가 시골에서는 잘 자고, 봄철 환기 후 갑자기 피부가 뒤집히는 경우. 이는 단순한 우연이 아니라, 피부가 실제로 공기 질, 온도, 습도, 휘발성 유기화합물(VOC) 등에 민감하게 반응하는 생리적 반응이다.

피부는 아이 몸속 상태와 외부 자극 사이의 경계선이자 신호 수신기다. 미세먼지, 공사장 분진, 새집 자재, 가구에서 나오는 화학물질, 급격히 떨어진 실내 습도는 모두 피부 장벽을 자극할 수 있다. 또한 평소와 다른 간식을 먹거나, 땀을 흘린 채 오래 지낸 날 저녁에 피부가 붉어지는 경우도 흔하다. 아이의 피부는 하루 동안의 경험을 반영하듯 반응한다.

이처럼 피부가 예민하게 반응하는 이유는 바로 '면역 시스템' 때문이다. 아토피는 면역계가 해롭지 않은 자극에도 과잉 반응하며 염증을 일으키는 만성 면역 질환이다. 꽃가루, 음식 속 단백질, 집먼지진드기 같은 자극에 대해 지나치게 경계하며, 그 결과 피부에 가려움, 발진, 진물 등이 반복된다. 반복되는 염증은 피부 장벽을 약화시키고, 약해진 피부는 외부 자극에 더 민감하게 반응하는 악순환에 빠진다.

아이의 피부는 몸의 상태를 보여주는 '거울'과 같다. 무엇을 먹었는지, 어떤 환경에 있었는지, 얼마나 잘 쉬었는지, 어떤 정서적 영향을 받았는지가 면역계를 흔들고, 그 신호가 피부를 통해 드러나는 것이다. 그래서 아토피는 피부만의 문제가 아니라, 몸 전체가 보내는 메시지다.

## 부모가 주목해야 할 생활 속 요인

아토피 아이를 돌볼 때, 부모가 가장 먼저 살펴야 할 것은 환경이다. 미세먼지, 집먼지, 곰팡이, 진드기, 실내 공기 중 화학물질은 아토피 피부에 즉각적인 자극을 줄 수 있다. 날씨, 환기, 주변 공기 질만으로도 피부 상태가 달라지므로, 실내 환경을 정돈하는 것만으로도 증상을 완화하는 데 큰 도움이 된다.

두 번째는 식습관이다. 트랜스지방, 인공첨가물, 고당분, 고나트륨이 포함된 가공식품과 자극적인 간식은 염증 반응을 유발할 수 있다. 반대로 채소, 과일, 통곡물, 생선 등 자연식재료는 피부 회복에 긍정적인 영향을 준다. 모든 음식을 제한할 필요는 없지만, 반복적으로 증상을 악화시키는 특정 음식이 있다면 꾸준한 관찰을 통해 식단에서 제외할 필요가 있다. 식사 내용뿐 아니라 조리법과 식사 분위기까지도 신경 써야 한다.

마지막은 수면과 정서다. 아이의 피부는 밤사이 회복되기 때문에 숙면이 중요하다. 수면이 부족하거나 밤에 자주 깨면 면역계가 불안정해지고 염증이 쉽게 가라앉지 않는다. 또한 아토피 아이들은 감정 기복에 민감해, 잠들기 전 흥분 상태나 스트레스가 피부 반응을 유발하기 쉽다. 특히 부모의 말투와 표정, 반응은 아이의 정서 안정에 큰 영향을 미친다.

## 아토피는 시스템의 문제이다

아토피를 '시스템의 문제'로 이해하는 순간, 치료의 방향도 180도 달라진다. 증상이 심할 때는 약물 치료가 필요하지만, 연고만으로는 아토피를 다스릴 수 없다. 아이가 어떤 공기를 마시고, 무엇을 먹으며, 어떻게 자고 쉬는지—이 모든 생활 요소가 피부에 영향을 미친다. 필자가 "어떤 연고를 쓰느냐보다, 아이가 어떤 삶을 살고 있느냐가 더 중요하다"고 말하는 이유도 여기에 있다.

많은 부모들이 피부 상태에 따라 약, 보습제에 집중하지만, 근본적인 회복을 원한다면 질문을 바꿔야 한다. "무엇을 바르면 낫지?"가 아니라, "어떻게 살게 하면 나을까?"다. 피부에 나타난 아토피는 내부 균형이 무너졌다는 신호다. 그 신호를 단순히 억누르기만 하면 증상은 반복된다.

중요한 건 몸의 균형을 회복하는 방향으로 생활을 조정하는 일이다. 실내 공기와 습도 조절, 자극 없는 세정과 보습, 식단 관리, 수면, 정서적 안정 같은 생활 전반의 변화가 곧 치료가 될 수 있다. 약 없이도 삶을 정돈하는 것만으로도 피부는 반응한다. 이러한 접근은 치료법의 변경을 넘어서, 아이를 바라보는 부모의 시선을 바꾸게 만든다. 이전에는 피부 상태에만 반응하며 하루하루 희망과 실망을 반복했다면, 이제는 아이가 어떤 환경에서 자라고 어떤 감정을 품고 있는지까지 함께 들여다보게 된다.

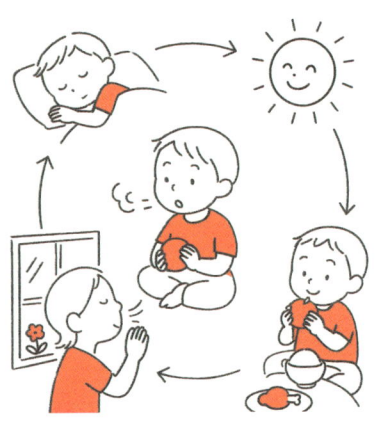

피부를 넘어서 몸과 마음 전체를 보는 관점이 필요한 시점이다. 물론 생활을 바꾸는 일은 시간과 인내가 필요하다. 증상이 나아졌다가도 다시 악화되는 과정을 겪으며 부모는 흔들릴 수 있다. 그래서 더욱 필요한 것이 명확한 기준이다. 지금 아이가 어떤 상태에 있는지, 무엇을 바꿔야 할지 판단하는 틀로써 ABS 모델이 유용하다. 진정(Alleviate) → 균형(Balance) → 회복(Strengthen)이라는 세 단계는 증상의 흐름뿐 아니라 아이의 몸 상태와 생활 구조까지 함께 고려해, 실천 방향을 구체적으로 제시해 준다.

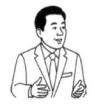 김원대 박사의 조언

## 피부 너머, 아이의 삶을 보세요

아토피는 단순한 피부 문제가 아닙니다. 아토피는 아이의 몸과 마음, 환경 전반이 보내는 구조적 메시지입니다. 그래서 피부만을 치료하는 것으로는 충분하지 않습니다. 부모가 아이의 일상과 생활 리듬, 감정 상태, 환경의 질까지 함께 들여다볼 때 비로소 진정한 회복이 시작됩니다. 어떤 연고를 쓰느냐보다, 아이가 어떤 삶을 살고 있는지가 더 중요합니다. 아토피는 삶의 균형을 회복해 가는 여정입니다.

 이렇게 해보세요

- ☐ 하루에 한 번, 우리 아이의 피부 상태뿐 아니라 기분과 수면 질을 함께 살핀다.
- ☐ 적정한 실내 온도(20-22℃)와, 습도(40-60%)를 유지하며 자극 없는 환경을 조성한다.
- ☐ 피부에 트러블이 일어 날 때마다 먹은 음식과 피부 상태를 기록한다.
- ☐ 아이가 간지러워할 때 "긁지 마!" 대신 "지금 좀 간지럽구나. 같이 원인을 찾아보자."라고 말해본다.
- ☐ 스스로도 묻기: "나는 지금 아이의 피부를 보고있나, 삶을 보고 있나?"

# 2장

# 회복의 첫걸음, 진정시키는 힘

## 가장 먼저 해야 할 일은?

아토피 피부염은 예고 없이 갑작스레 악화되는 경우가 많다. 아이가 발진으로 인해 심하게 긁고, 피부가 붉게 부풀며 진물까지 나는 모습을 보면, 부모는 본능적으로 원인을 찾고 뭔가를 '해야 한다'는 불안에 휩싸인다. 그러나 이때 가장 먼저 할 일은 원인을 파악하려는 것이 아니라, 당장 피부의 불을 끄는 것이다. 바로 이 시점이 아토피 관리의 시작점인 '진정 단계'다.

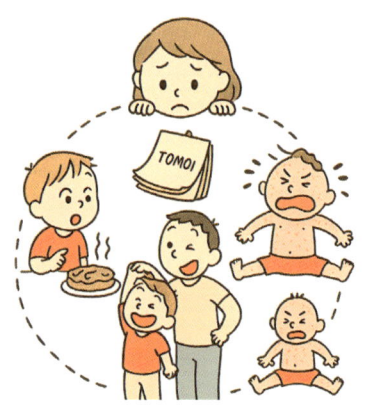

피부가 예민해진 상태에서는 작은 자극에도 큰 반응이 나타나므로, 무엇을 더 해주기보다는 무엇을 덜어줄지를 고민해야 한다. 약이나 강한 치료를 서두르기보다, 피부가 쉴 수 있는 환경을 마련해주는 것이 우선이다. 지금 피부가 보이는 반응은 단지 외부 자극 때문이 아니라, 아이 몸속 면역 체계의 혼란과 과잉 반응이 누적된 결과다. 그러므로 불필요한 자극을 줄이고, 흐트러진 몸의 균형을 회복할 여유를 주는 것이 중요하다.

이 시기에는 아이를 자주 씻기거나 여러 연고를 동시에 사용하는 과잉 대응이 오히려 피부를 더 불안정하게 만들 수 있다. 필자는 상담 현장에서 "최근 며칠 사이 아이 생활에 어떤 변화가 있었나요?"라는 질문부터 던진다. 가장 중요한 식사일지를 점검하여 알레르기 반응이 심한 음식을 먹었는지, 날씨 변화, 수면 패턴, 환경 자극 등 사소한 변화들이 피부 악화의 실마리가 되기 때문이다.

## 흔히 하는 실수들

아이가 갑자기 피부가 뒤집어 지면, 부모는 본능적으로 뭔가 더 해줘야 할 것 같은 강한 압박감을 느낀다. 하지만 이런 조바심이 오히려 상황을 악화시키는 경우가 적지 않다. 필자가 현장에서 자주 목격한 실수들 가운데 특히 반복적으로 나타나는 행동들이 있다.

첫 번째는 아이를 지나치게 자주 씻기는 것이다. 청결을 유지해야 한다는 생각에 하루에도 여러 번 목욕을 시키거나, 뜨거운 물에 오래 담그는 경우가 많다. 때로는 때밀이 수건으로 피부를 문지르거나 거품이 풍성한 세정제를 사용하기도 한다. 그러나 진정이 필요한 피부는 이미 자극에 민감해진 상태다. 이럴 때의 과도한 세정은 피부 장벽을 무너뜨리고 수분을 앗아가며, 피부를 더욱 건조하고 예민하게 만든다. 진정 단계에서는 목욕의 횟수와 방식 모두 절제된 접근이 필요하다.

두 번째 실수는 여러 가지 제품을 한꺼번에 사용하는 것이다.

피부가 붉어지고 거칠어질수록, 이 크림 저 로션을 동시에 바르며 어떻게든 좋아지기를 기대하게 된다. 하지만 이렇게 다양한 제품을 동시다발로 사용하면, 정작 아이에게 무엇이 맞고 무엇이 자극이 되는지 판단하기 어려워지고, 피부 회복 속도도 더뎌진다. 예민한 피부일수록 중요한 것은 많이 해주는 것이 아니라 안정적인 관리다. 보습제와 세정제도 '좋다는 것' 여러 개를 바꾸기보다, 딱 하나씩만 신중하게 선택하여 일관되게 사용하는 것이 훨씬 효과적이다.

세 번째는 아이의 마음보다 증상에만 집중하는 것이다. 피부 상태가 나빠지면 부모의 시선은 상처나 염증, 긁는 행동 같은 겉으로 보이는 변화에 집중되기 쉽다. 그러다 보면 아이의 정서 상태나 감정의 흐름은 자연스럽게 뒷전으로 밀린다. 아이가 긁을 때 "왜 또 긁어!" 하고 다그치거나 화를 내면, 아이는 죄책감과 위축을 느끼게 되고, 이 스트레스는 면역 시스템에까지 영향을 미쳐 피부를 더욱 예민하게 만든다. 아이의 마음이 불안정할수록 피부 역시 더 민감하게 반응한다는 점을 기억해야 한다.

네 번째 실수는 '변화에 대한 과도한 민감성'이다. 부모는 아이의 피부에 작은 변화가 생길 때마다 즉각적으로 반응하고, 그 원인을 특정하려 애쓴다. 오늘 먹은 음식, 새로 바른 로션, 어제 입힌 옷까지 모든 가능성을 의심하며 급하게 조치하려 들지만, 아이의 몸은 그렇게 단순하게 반응하지 않는다. 피부는 하루 이틀 만에 나빠지지 않으며, 회복 또한 며칠 사이에 드라마틱하게 이루어지지 않는다. 하루하루의 변화에 너무 흔들리다 보면, 오히려 일관성을 유지해야 할 관리의 흐름이 끊기게 된다. 아토피는 단기간의 효과를 기대하기보다는 장기적인 흐름 속에서 '경향성'을 살피는 질환이다. 순간적인 증상보다 피부의 전체 흐름을 관찰하려는 자세가 필요하다. 감정적으로 반응하기보다, 변화의 흐름을 기록하고 천천히 판단하려는 태도가 아이의 몸에도, 부모의 마음에도 더 깊은 안정을 가져다준다.

## 피부를 진정시키는 일상 관리

피부가 예민해졌을 때는 특별한 치료법이나 기발한 해결책보다, 일상에서의 세심한 관리가 훨씬 더 큰 힘을 발휘한다. 많은 부모들은 문제 해결을 위해 병원이나 약, 다양한 제품을 먼저 떠올리지만, 진정 단계에서 가장 우선해야 할 일은 오히려 기본으로 돌아가는 것이다. 그 핵심 원칙은 놀랄 만큼 단순하다. 피부 장벽을 보호하고 수분을 유지하며, 외부 자극을 최소화하는 것—바로 피부에 '촉촉함'과 '편안함'을 선물하는 일이 진정 관리의 본질이다.

피부는 몸의 일부이기에, 피부 회복은 몸 전체의 리듬과 밀접하게 연결된다. 아이가 밤에 깊이 자고 정서적으로 편안한 상태를 유지할 수 있도록 돕는 것 역시 피부 회복에 결정적인 역할을 한다. 수면 부족이나 스트레스는 면역계를 흔들고, 그 여파는 고스란히 피부에 반영되기 때문이다. 따라서 진정 단계에서는 정해진 시간에 씻기고, 보습하고, 잠자리에 드는 일상 루틴을 꾸준히 유지하는 것이 중요하다. 이러한 예측 가능한 일과는 아이에게 심리적 안정감을 주고, 피부에도 회복할 수 있는 틀을 제공해 준다.

그리고 무엇보다 중요한 것은 부모의 마음가짐이다. 조급한 마음으로 여러 방법을 한꺼번에 시도하기보다, 아이에게 맞는 몇 가지 생활 원칙을 정하고 그것을 꾸준히 실천하는 태도가 필요하다. 며칠 만에 눈에 띄는 변화가 없을 수 있지만, 일정한 생활 리듬과 자극을 줄인 환경 관리가 차곡차곡 쌓이면, 피부는 결국 천천히 그러나 분명하게 회복의 방향으로 반응하기 시작한다. 진정 단계의 핵심은 속도가 아니라, 일관성과 신뢰다.

## 예민할수록 더 적게 하는 것

아이 피부가 극도로 예민해진 시기에는 역설적이게도 '덜 할수록 더 낫다'는 원칙이 가장 잘 통한다. 처음에는 이 말이 다소 낯설고 의아하게 들릴 수 있다. 하지만 필자가 수많은 사례를 통해 확인한 바에 따르면, 피부는 아무것도 하지 않을 때 오히려 더 잘 회복되는 경우가 많다.

그 이유는 간단하다. 과민해진 피부는 아주 작은 자극에도 과도하게 반응한다. 이런 상태에서 계속해서 새로운 제품을 바르거나 자주 씻기고 문지르는 행동은 피부에 끊임없는 스트레스를 주는 셈이다. 피부는 쉴 틈 없이 외부 자극에 대응하느라 더 지치고 예민해진다. 반면에 불필요한 자극을 최대한 줄이고, 꼭 필요한 최소한의 관리만 유지하면 피부가 다시 숨 쉴 공간을 되찾게 된다. 실제로 많은 부모들이 과잉 케어를 멈춘 뒤에야 아이의 피부가 점차 진정되는 경험을 하곤 한다. "계속 뭘 발라줘야 할 것 같았지만, 꾹 참고 적당한 보습만 했더니 오히려 나아지더라"는 말은 필자가 현장에서 수도 없이 들어온 생생한 고백 중 하나다.

전문가들의 권고도 이와 크게 다르지 않다. 제품을 고를 때는 성분이 단순할수록 좋고, 적을수록 안전하다. 향료, 색소, 방부제처럼 불필요한 첨가물이 들어간 제품은 가능한 한 피하고, 성분 종류가 적고 단순한 보습제를 사용하는 것이 훨씬 더 효과적이다. 실제로 성분 개수가 적은 제품이 예민한 피부에 자극을 덜 준다는 사실은 이미 여러 연구와 임상 경험을 통해 확인된 바 있다.

## 진정 단계에서의 일상 생활은

진정 단계에서 부모가 가장 먼저 할 수 있는 일은, 아이의 생활 환경과 일상 루틴을 피부에 부담이 가지 않도록 조율하는 일이다. 예민해진 피부는 아주 작은 자극에도 즉각적으로 반응하기 때문에, 생활 전반을 점검하면서 불필요한 자극을 줄이는 것이 핵심이다. 치료라기보다는 '자극을 걷어내는 정돈'이라고 이해하면 된다.

가장 먼저 살펴야 할 부분은 실내 공기다. 피부는 공기와 직접 닿아 있기 때문에, 지나치게 건조하거나 탁한 환경은 곧 자극이 된다. 적절한 습도(약 50%)를 유지하고 자주 환기하며, 먼지가 많은 물건은 줄이자. 밤에는 가려움이 심해질 수 있으므로, 실내 온도를 아토피아의 체질에 따라서 다소 서늘하게 또는 따뜻하게 유지하는 것도 도움이 된다.

목욕과 세정은 '짧고, 부드럽고, 최소한'이 원칙이다. 하루 한 번, 5분 내외의 미지근한 물 목욕이면 충분하다. 향이 강한 세정제나 거품이 많은 비누는 피하고, 꼭 필요한 부위에만 무향·저자극 제품을 사용하고 잘 헹궈줘야 한다. 수건으로 문지르기보다 톡톡 두드려 물기를 닦고, 바로 보습제를 바르면 수분 손실을 막을 수 있다.

보습 관리는 진정 단계의 중심이다. 목욕 후 3분 이내, 하루 2~3회 이상 발라야 수분이 유지된다. 제품은 인공향료나 인공색소, 파라벤 등 피부염을 악화시킬 수 있는 성분이 없는 것을 고르고, 특별한 처방이 없다면 스테로이드는 가급적 피한다. 중요한 건 하루 이틀로 끝나는 관리가 아닌, 꾸준한 생활 습관으로 정착시키는 것이다.

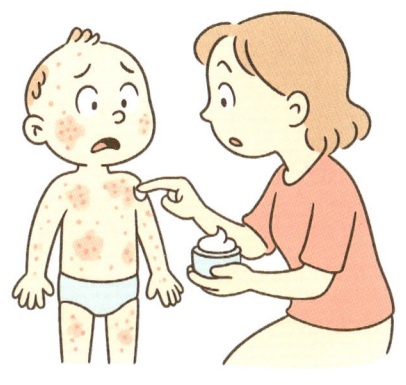

보습제 사용에서 주의할 점도 있다. 보습제를 바르는 이유는 피부의 수분 손실 방지, 가려움 완화, 염증 유발 자극 차단, 피부 마이크로바이옴(균총) 안정화 때문이다. 그러나 무조건 많이 바르는 것이 정답은 아니다. 특히 피부가 예민해진 상태에서는 과도한 보습이 피부의 자율 회복력을 떨어뜨릴 수 있다. 지나치게 자주 또는 많이 사용하면, 피부는 스스로 수분을 유지하려는 기능을 점차 멈추게 되고, 이는 외부 보습제에 의존적인 피부로 이어질 수 있다. 그 결과 장기적으로는 피부 장벽의 회복이 지연될 수 있으며, 피부가 과도하게 축축한 상태로 유지되면 습진의 만성화나 2차 감염 위험도 높아질 수 있다.

의류와 침구 역시 피부 자극의 원인이 될 수 있다. 순면 소재 옷을 입히고, 까슬거리는 원단이나 딱 달라붙는 옷은 피한다. 새 옷은 세탁 후 입히고, 세제나 유연제는 저자극 제품을 사용하며 충분히 헹궈 잔여 성분을 남기지 않도록 한다. 밤에 긁는 행동이 반복된다면 손톱을 짧게 자르고, 필요시 면장갑이나 오버올

잠옷(멜빵바지 형태의 잠옷)을 활용하는 것도 좋다.

정서적 안정도 피부 회복과 밀접한 관련이 있다. 아이가 가려워할 때 위로와 공감의 말 한마디는 면역계를 안정시키는 데 도움이 된다. 차분한 놀이, 책 읽기, 따뜻한 스킨십은 마음과 몸의 긴장을 함께 풀어주는 중요한 자극 완화 요인이 된다. 동시에 부모 자신의 감정도 관리가 필요하다. 아이는 부모의 불안함을 그대로 느끼기 때문에, 여유 있는 태도가 아이에게도 안정감을 준다.

수면 환경은 피부 회복의 기본이다. 피부는 밤사이 재생되므로, 숙면은 치료 그 자체다. 실내 온도를 아토피아의 체질에 맞게(여름형은 시원한 수건, 겨울형은 따뜻한 수건 등) 안정적으로 유지하고, 전자기기 사용은 잠들기 전 줄이며, 일정한 취침 시간을 지키는 일상 루틴을 만들어 가자. 긁을 때는 무작정 깨우기보다, 등을 살짝 토닥이거나 시원한 수건으로 가볍게 눌러주는 방식으로 대응하는 것이 좋다.

중요한 것은 단기간에 모든 것을 바꾸려 하지 않고, 아이의 신호에 따라 필요한 부분부터 하나씩 실천해 가는 태도다. 아이의 피부는 부모의 섬세한 일상 변화에 반응하며, 그 안에서 서서히 회복의 방향으로 나아가기 시작한다. 진정 단계는 단순한 응급처치가 아니라, 이후 회복 여정을 지탱할 기반을 다지는 시간이다. 이 시간을 잘 보내는 것이야말로 진짜 치료의 출발점이 된다.

## 진정 이후, 회복을 위한 다음 걸음

아이의 피부가 조금씩 안정을 찾아가기 시작했다면, 그 자체로 이미 큰 성과다. 이는 부모와 아이가 함께 만들어 낸 의미 있는 변화이며, 아토피 관리 여정에서 반드시 기억해야 할 첫 번째 성공 경험이다. 진정 단계는 마치 불이 난 집에서 급히 불을 끄는 시간과 같았다면, 이제부터는 그 불이 다시 붙지 않도록 주변을 정리하고 남은 불씨를 찾아내는 시간이다. 급성 증상은 가라앉았지만, 여전히 생활 속 자극과 면역 불균형, 정서적 스트레스 등 아토피의 근본 원인들은 서서히 영향을 미치고 있다.

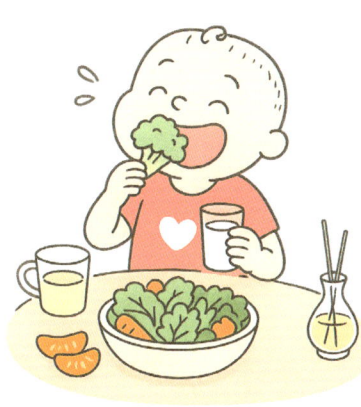

이제 필요한 것은 아이의 몸과 삶 전체의 균형을 회복하는 일이다. 쉽게 흔들리지 않는 기초 체력을 길러주기 위한 다음 단계로, 진정 단계에서 실천해 온 습관과 환경 관리를 유지하면서, 그 위에 조금씩 아이에게 맞는 조정들을 더해 나가야 한다. 특정 음식에 민감하게 반응한다면 알레르기 검사를 고려할 수 있고, 증상이 일정한 패턴으로 반복된다면 정서적 원인이 있는지 살펴보는 것도 좋다. 단, 이런 조치는 진정의 기반이 충분히 마련된 후에 시도해야 제대로 효과를 발휘할 수 있다. 이런 시기를 거친 부모들은 하나의 공통된 경험을 이야기하곤 한다. 진정 단계를 제대로 지나온 뒤, 자신들도 이전과는 전혀 다른 시선과 태도를 갖게 되었다고 말이다. "우리 아이도 좋아질 수 있다"는 믿음은 단지 희망이 아니라, 이미 한 번 경험해 본 가능성이다. 아이 역시 자신의 몸이 회복될 수 있다는 긍정적인 감각을 갖게 되고, 그 변화는 생활 전반에 힘이 되어준다. 이러한 심리적 전환은 일상의 관리 또한 훨씬 더 안정적이고 지속 가능하게 만든다.

지금 필요한 것은 조급함이 아니라 지속 가능한 리듬이다. 생활의 작은 실천들을 반복하고, 때로는 쉬어가며 점검해 가면서 천천히 나아가는 것—그것이 아토피와 장기적으로 잘 지내는 방법이다. 다시 증상이 나타나더라도, 이제는 두려워하지 않아도 된다. 우리는 이미 진정시킬 수 있는 힘을 가지고 있다는 사실을 기억하자.

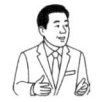 김원대 박사의 조언

**아토피 치료는 더하는 일이 아니라, 덜어내는 일에서 시작됩니다.**

아토피는 무엇인가를 더 해주는 것이 아니라, 피부가 쉴 수 있는 여유를 주는 일입니다. 피부는 말 대신 신호를 보냅니다. 붉어짐, 발진, 가려움—모두 아이의 몸이 보내는 메시지입니다. 이 신호에 부모가 어떻게 반응하느냐가 회복의 첫 번째 갈림길이 됩니다. 불안은 자극이 되고, 조급함은 악화를 부릅니다. 진정 단계의 핵심은 '무엇을 하느냐'가 아니라, '무엇을 멈추느냐'에 있습니다. 덜어내고, 줄이고, 기다려주는 태도, 그것이 회복의 시작입니다.

 이렇게 해보세요

☐ 보습은 목욕 직후 3분 안에 실시하고, 하루 2~3회 꾸준히 반복한다.
☐ 목욕은 간단하게 하고 거품 나는 세정제는 피하며, 헹굴 때는 피부를 부드럽게 씻어낸다.
☐ 피부를 자극하는 요소는 주변에서 하나씩 덜어낸다.
☐ 정해진 시간에 조용한 분위기로 마무리하는 밤잠(취침) 루틴을 만든다.
☐ 아이가 긁기 시작하는 순간 "왜 또 긁어?"라고 나무라기보다 "같이 도와줄게."라고 달랜다.

# 3장

## 피부가 숨 쉴 수 있는 집

## 자극을 덜어내는 환경

아토피 피부염의 관리와 치료는 병원이나 약만으로는 충분하지 않다. 아이의 피부는 하루 대부분의 시간을 보내는 집안 환경에 가장 먼저, 그리고 가장 민감하게 반응한다. 특히 면역 체계가 아직 미숙한 영유아일수록 작은 변화에도 피부가 즉각 반응을 보이기 때문에, 가정 내 환경이 피부 상태에 끼치는 영향은 생각보다 훨씬 크다. 실내 온도와 습도, 가구에서 나는 냄새, 세탁 후 남은 세제 잔여물, 외출 후 옷에 묻은 먼지까지—모든 것이 아이 피부에 영향을 미칠 수 있다.

실제로 아토피 증상이 갑자기 심해진 경우, 그 배경에는 대개 생활환경의 변화가 있었다. 건조한 날씨, 대청소 후 날린 먼지, 새로 들인 러그나 인형 등 사소해 보이는 변화들이 예민한 피부에는 결정적인 자극이 될 수 있다. 따라서 중요한 질문은 "집을 얼마나 깨끗하게 유지하는가?"가 아니라, "우리 아이의 피부가 편안함을 느낄 수 있는 환경이 무엇인가?"이다.

부모 입장에서 환경을 정돈할 때 흔히 '눈에 보이는 것들'에만 집중하기 쉽다. 그러나 아토피 피부를 가진 아이에게는 촉감, 냄새, 빛과 소리처럼 감각적인 자극들 역시 중요한 변수다. 예를 들어, 새로 산 옷의 거친 재질, 인공 조명의 깜빡임, 밤새도록 돌아가는 공기청정기의 소음조차도 아이에게는 스트레스로 작용할 수 있다. 피부는 단순한 물리적 자극뿐 아니라, 심리적 불편함에도 민감하게 반응하기 때문이다. 아이가 가장 편안함을 느끼는 공간은 대개 정서적으로도 안정된 환경이다. 지나치게 정리된 공간보다, 조용하고 익숙한 촉감의 이불, 부드럽고 통기성 좋은 옷, 일정한 온도와 은은한 자연광이 있는 환경이 피부에 더 긍정적인 반응을 유도할 수 있다. 결국 '자극을 덜어내는 환경'이란 물리적 청결을 넘어서, 아이의 감각이 쉬어갈 수 있는 공간을 만들어주는 일이다.

## 보이지 않는 자극이 피부를 흔든다

아토피 피부를 가진 아이에게 실내 환경은 단순한 배경이 아니라, 피부 상태를 좌우하는 결정적인 변수다. 특히 보이지 않는 먼지와 온습도 변화는 아이 피부에 지속적인 자극을 줄 수 있기 때문에 세심한 관리가 필요하다. "먼지 정도야"라고 가볍게 넘기기 쉬운 요소들이 실제로는 피부 염증을 키우는 직접적인 원인이 되기도 한다. 특히 집먼지진드기의 사체와 배설물은 강력한 알레르기 유발 물질로 작용하며, 아토피 악화를 유발할 수 있다.

먼지와 진드기를 줄이기 위해 가장 먼저 손봐야 할 곳은 침구류다. 아이가 매일 사용하는 이불, 베개, 매트리스는 진드기가 서식하기 좋은 환경이기 때문이다. 침구는 일주일에 한 번 이상

60°C 이상의 물로 세탁하고 햇볕에 바짝 말리는 것이 좋다. 매트리스와 베개에는 진드기 차단 커버를 씌우면 보이지 않는 자극을 더 효과적으로 차단할 수 있다. 천 소재의 카펫, 패브릭 소파, 인형, 커튼 등도 진드기와 먼지가 쉽게 쌓이는 구조이므로 자주 세탁하거나 가능한 줄이는 것이 바람직하다.

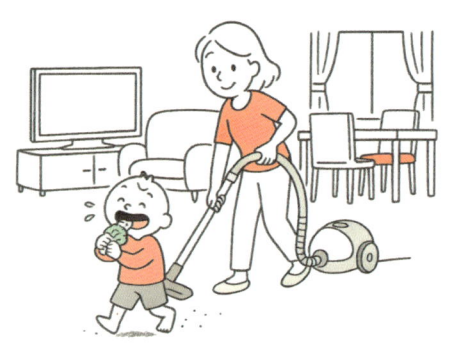

청소 또한 방식이 중요하다. 미세먼지까지 걸러주는 헤파(HEPA) 필터가 장착된 진공청소기를 사용하고, 물걸레질로 마무리해 떠다니는 먼지까지 제거해주는 것이 효과적이다. 청소 중엔 반드시 환기를 병행하고, 청소 후에도 창문을 열어 실내 공기를 순환시켜야 피부에 남는 자극을 줄일 수 있다.

온도와 습도 관리 역시 피부 안정에 중요한 역할을 한다. 피부가 건조해지지 않도록 습도는 50% 안팎을 유지하고, 공기 중 습도가 너무 높아지면 진드기나 곰팡이 번식의 원인이 되므로 60%를 넘지 않도록 주의한다. 습도가 낮은 겨울철에는 가습기나 젖은 수건, 실내 건조를 활용해 공기를 촉촉하게 유지하고, 반대로 여름이나 장마철에는 제습 기능을 활용해 습도를 낮추는 것이 좋다.

실내 온도는 겨울 기준으로 20도 안팎이 이상적이며, 아이가 잠든 시간에는 체온이 자연스럽게 올라가므로 너무 따뜻하게 유지하기보다는 약간 서늘하게 조절하는 것이 숙면과 피부 회복에 도움이 된다. 체질에 맞게 여름형은 시원하게 하고, 겨울형은 따뜻하게 온도 조절을 하고, 공기 건조를 막기 위해 실내 수분 조절을 병행해야 한다.

## 향기롭지만 자극적인 환경에서 벗어나기

깨끗하고 향기로운 집이 아이에게도 당연히 좋을 것이라 생각하기 쉽지만, 아토피 아이에게는 이 상식이 반드시 옳지만은 않다. "좋은 냄새"와 "안전한 환경"은 전혀 다른 문제이기 때문이다. 겉보기에는 청결하고 쾌적해 보이는 집 안에서도, 피부를 자극하는 화학물질과 인공 향이 공기 중에 떠다니고 있을 수 있다. 특히 새로 지은 집이나 리모델링한 공간, 새로 들인 가구나 장난감에서 나오는 휘발성 유기화합물(VOC)은 아이의 예민한 피부에 알게 모르게 영향을 준다.

실제로 새집증후군으로 인해 아토피가 악화된 사례는 드물지 않다. 새 가구에서 나는 냄새, 벽지나 접착제에서 방출되는 폼알데하이드, 톨루엔, 벤젠 같은 화학물질은 냄새가 사라진 뒤에도 공기 중에 잔류하며 피부를 자극할 수 있다. 문제는 이러한 유해물질들이 법적 기준치 이하라 해도 민감한 피부에는 여전히 자극이 된다는 점이다. '안전 수치'라는 숫자보다, 피부는 더 먼저 반응한다는 사실을 기억해야 한다.

화학물질로 인한 자극을 줄이기 위해 가장 중요한 실천은 충분한 환기다. 새집이라면 입주 전 베이크 아웃(새집 증후군을 예방하거나 없애기 위해 실내 온도를 높여 건축 자재에서 방출되는 유해 물질을 제거하는 방법)을 통해 내부에 숨어 있는 유해가스를 한 번에 내보내는 것이 좋고, 이미 거주 중이라면 하루 두세 차례 규칙적으로 창문을 열어 공기를 순환시켜야 한다. 외부 공기 질이 나쁠 때는 공기청정기를 병행하고, 필터 관리도 주기적으로 해야 한다. 새로 산 가구나 장난감에서 냄새가 날 경우, 냄새가 빠질 때까지 별도의 공간에 두거나 사용을 미루는 것이 안전하다.

생활용품 또한 문제다. 세탁 세제, 섬유유연제, 방향제, 탈취제, 청소용 세제 등은 우리 일상에 자연스럽게 스며들어 있지만, 아이 피부에는 은밀한 자극원이 될 수 있다. 특히 향이 강한 합성 세제는 잔류 성분이 피부에 남아 알레르기 반응을 유발할 수 있다. 가급적 무향·저자극 세제를 선택하고, 세탁 후에는 충분히 헹구고 햇볕에 말리는 것이 좋다. 욕실 청소에 흔히 쓰이는 락스나 강한 세정제도 마찬가지다. 휘발성 가스를 내뿜는 만큼 반드시 환기를 철저히 하고, 아이가 없는 시간에 청소를 끝내는 것이 바람직하다.

집안 분위기를 위한 캔들, 디퓨저, 방향제 같은 제품도 피하는 편이 낫다. 공기 중에 향과 미세입자를 퍼뜨리는 방식은 호흡기뿐 아니라 피부에도 자극이 되기 때문이다. 굳이 향기를 더하고 싶다면 아이가 없는 공간에 한해 천연 에센셜오일을 소량 사용하는 정도로 제한해야 한다.

흡연은 단연코 가장 해로운 자극이다. 직접적인 연기뿐 아니라 흡연자의 옷과 피부에 남은 잔여 냄새(3차 흡연)까지도 아이에게는 유해하다. 흡연자가 있다면 실외 흡연은 물론, 집에 들어오기 전 철저히 손과 얼굴을 씻고, 겉옷을 갈아입는 등의 조치가 필요하다. 가장 바람직한 선택은 결국 금연이다.

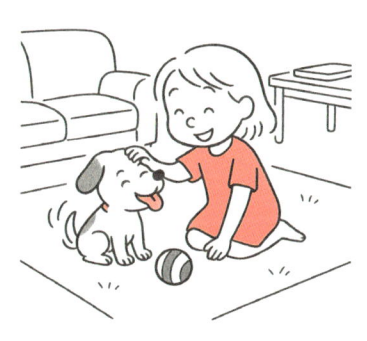

반려동물을 함께 키우고 있다면, 털과 비듬이 알레르겐이 될 수 있으므로 아이 방에는 출입을 제한하고, 청소를 훨씬 더 철저히 해야 한다. 또한 아이가 매일 사용하는 퍼즐매트, 오래된 플라스틱 장난감 등에서도 유해 화학물질이 나올 수 있으므로, 강한 냄새가 나거나 낡은 물건은 정리하는 것이 좋다.

## 정서적 안정이 공간의 완성이다

집 안 환경을 아무리 깨끗하고 자극 없이 관리해도, 아이가 그 공간 안에서 정서적으로 불안하다면 피부 역시 완전히 편안해지기 어렵다. 아토피 피부염은 단지 물리적인 자극만으로 악화되는 질환이 아니다. 아이가 긴장하거나 불안을 느끼는 정서 상태 역시 피부 증상과 깊게 연결되어 있다. 실제로 밤마다 가려움에 뒤척이던 아이가 낮에도 짜증을 내거나 민감하게 반응하는 경우가 많은데, 이는 피부의 불편함이 정서에 영향을 주고, 다시 그 정서가 피부를 자극하는 악순환으로 이어지는 구조 때문이다. 반대로 피부가 조금씩 진정되면 아이의 표정도 밝아지고 웃음이 늘어난다는 사실을 많은 부모들이 경험적으로 알고 있다.

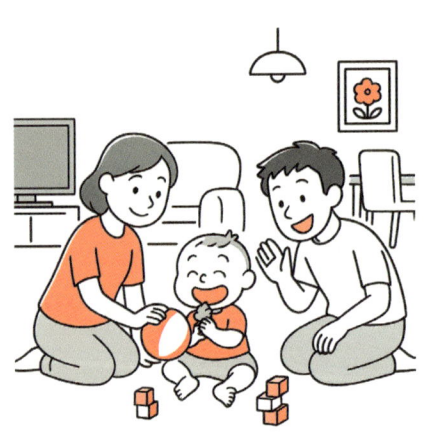

이러한 변화는 단지 겉모습의 개선이 아니라, 몸과 마음이 동시에 회복되고 있다는 신호다. 의학적으로도 스트레스가 염증 반응을 악화시킨다는 사실은 이미 잘 알려져 있다. 아이가 긴장할수록 체내 스트레스 호르몬 수치가 높아지고, 이는 피부 염증을 증폭시키는 촉매 역할을 한다. 결국 아이의 정서적 안정은 피부 회복의 또 다른 축이다. 쾌적한 환경, 자극 없는 공기, 깨끗한 섬유만큼이나 "이 집은 나를 안전하게 해주는 곳"이라는 감정이 아이에게 전해지는 것이 중요하다.

그래서 부모의 태도는 곧 공간의 일부가 된다. 아무리 환경을 정비해도, 부모가 늘 예민하게 반응하거나 아이의 긁는 행동에 짜증을 내고 다그친다면, 아이는 무의식적으로 긴장을 놓지 못하게 된다. 아이의 피부가 회복되려면, 환경만큼이나 감정의 안정도 함께 정비되어야 한다.

아이들은 부모가 생각하는 것보다 훨씬 정교하게 환경의 분위기를 감지한다. 말보다 먼저 부모의 표정, 목소리, 숨소리 하나까지도 받아들이며, 공간에 깃든 감정을 자기 감정처럼 흡수한다. 특히 아토피처럼 만성적으로 몸이 불편한 아이일수록 주변의 분위기에 더 민감하게 반응하기 쉽다. 따라서 정서적 안정은 단순히 말투를 부드럽게 바꾸는 수준을 넘어, 부모 스스로가 긴장을 풀고 안정을 유지하려는 노력이 전제되어야 한다. 아이가 피부로부터 오는 불편함을 견디는 동안, 그 마음을 따뜻하게 감싸줄 수 있는 가장 현실적인 장치는 결국 부모의 태도다. 때로는 말보다 함께 있는 방식이 더 큰 위안이 된다.

정서적 안정은 거창한 놀이도, 비싼 장난감도 필요하지 않다. 아토피를 앓는 아이에게는 예측 가능한 일상이야말로 가장 큰 심리적 안정제다. 같은 시간에 일어나고, 비슷한 흐름으로 하루를 보내며, 익숙한 공간에서 잠드는 루틴은 아이의 몸과 마음이 긴장을 덜 수 있는 틀을 제공한다. 언제쯤 쉬고, 언제쯤 밥을 먹고,

언제쯤 보습제를 바를지 아는 것만으로도 불확실성과 두려움은 줄어든다. 이러한 예측 가능한 구조는 피부에도 긍정적인 영향을 미친다. 특히 반복되는 일과 속에서 엄마나 아빠가 일관된 반응으로 아이를 대할 때, 아이는 자신이 보호받고 있다는 확신을 갖게 되고, 그 감정은 피부를 포함한 전반적인 몸 상태를 더욱 안정적으로 유지하도록 돕는다.

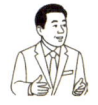 김원대 박사의 조언

## '피부가 숨 쉴 수 있는 집'이 필요합니다.

아이의 피부 증상이 갑자기 악화될 때 원인은 눈에 보이지 않는 집 안 어딘가에 숨어 있기 마련입니다. 새로 들인 카페트, 건조한 공기, 향이 강한 섬유유연제나 담배 연기까지 그 무엇도 피부에는 자극이 될 수 있습니다. 피부는 '좋은 냄새'보다 '무자극'을 원하고, '깨끗해 보이는 집'이 아니라 '피부가 숨 쉴 수 있는 집'을 필요로 합니다. 아이에게 편안한 환경을 만들어주는 일, 즉 자극을 덜어내는 노력은 아이의 정서적 안정과 면역력 회복의 토대가 됩니다.

 이렇게 해보세요

☐ 침구류는 일주일에 한 번 이상 60℃ 이상의 뜨거운 물로 세탁하고 햇볕에 말려 소독한다.
☐ 세탁세제와 섬유유연제는 무향·저자극 제품으로 바꾼다.
☐ 새로 들인 가구나 장난감은 냄새를 충분히 제거한 후 사용한다.
☐ 향초, 디퓨저, 방향제 등의 사용은 한동안 중단한다.
☐ "괜찮아, 여기선 편히 쉬자" 같은 한마디로 아이가 안심할 수 있는 편안한 분위기를 만들어 준다.

4장

"긁지 마!"보다
더 중요한 말

## 먼저 읽어야 할 것은 마음이다

아토피 아이의 가려움은 단순한 감각이 아니다. 피부를 긁기 시작했다는 것은 몸 어딘가에서 균형이 흔들리고 있다는 신호이며, 그 안에는 아이의 정서 상태, 생활 리듬, 하루의 경험까지 함께 담겨 있다. 따라서 이때 가장 먼저 필요한 것은 반사적인 제지가 아니라, 그 신호를 해석하려는 부모의 태도다.

아이의 가려움은 단순한 증상이 아니라, 말로 표현되지 않은 불편함의 신호일 수 있다는 점을 기억해야 한다. 실제로 가려움은 아이가 스스로 표현할 수 없는 몸의 불편함을 대신 전달하는 수단이 되기도 한다. 그 메시지를 읽으려는 노력 없이 단지 증상만 억누르려 한다면, 아이는 자신의 고통이 충분히 이해받지 못한다고 느낄 수 있다.

여섯 살 유준(가명)이도 그러했다. 평소보다 자주 긁던 날, 피부는 겉보기에 심하지 않았고, 엄마는 "조금만 참아봐"라고 대수롭지 않게 넘겼다. 그런데 저녁 식사 후 유준이는 식탁 밑에서 조용히 울고 있었다. "왜 그래?"라는 질문에 아이는 "엄마는 내가 진짜 간지러운 거 몰라…"라고 말했다. 그 말에 엄마는 비로소 '증상'에만 집중하고 '감정'은 놓치고 있었다는 사실을 깨달았다.

가려움을 당장 없앨 수는 없다. 그러나 그 감각을 대하는 부모의 태도에 따라 아이의 정서적 반응은 확연히 달라진다. 억제보다 해석, 제지보다 이해―이러한 전환은 아이에게 깊은 안정감을 전해주는 첫 번째 연결 통로가 된다.

민서(가명)의 경우도 마찬가지였다. 엄마는 민서가 밤마다 다리를 긁는 모습을 보며 "낮에 그렇게 뛰어놀더니 또 땀 때문에 그런가 보다"라고 생각했다. 하지만 어느 날은 샤워도 충분히 하고, 시원한 방에서 잤는데도 계속 긁는 것이었다. 결국 엄마는 "그만 좀 긁어! 자꾸 그러면 더 심해져"라며 단호하게 타이르기 시작했고, 민서는 눈을 껌뻑이며 아무 말 없이 고개를 돌렸다. 다음 날 어린이집 선생님에게 들은 이야기는 뜻밖이었다. 민서가 최근 며칠간 친구들과의 놀이에서 자주 소외됐다는 것이었다. 엄마는 그제야 아이의 가려움이 단순한 '피부 자극' 때문이 아니라, 정서적 긴장과 외로움이 피부로 드러난 것이었음을 알게 되었다. 민서의 경우처럼, 아이가 무엇을 느끼고 있는지를 읽어내지 못한 채 피부 반응만 해석하면, 오히려 아이는 이중의 고통―몸의 불편함과 마음의 외면―을 동시에 겪게 된다.

## 아이의 감정을 이해하자

아이의 손이 갑자기 자기 피부를 향해 올라가면, 부모는 본능적으로 긴장하게 된다. "또 긁잖아", "다 나아가던 피부가 다시 나빠지면 어쩌지?", "계속 이러면 상처가 날 텐데…" 같은 생각이 머릿속을 스치며 조바심이 앞선다. 어떻게든 아이의 손을 막고 싶은 마음이 앞서지만, 그 순간 부모가 감정에 휩싸이면 오히려 상황은 더 악화될 수 있다.

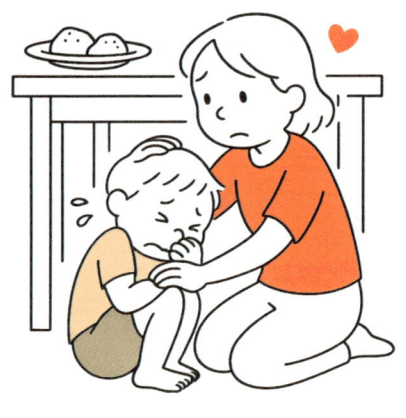

다섯 살 하연(가명)이의 사례가 이를 잘 보여준다. 어느 날 하연이가 계속 다리를 긁자, 엄마는 걱정이 앞서 "왜 자꾸 긁는 거야! 참아야지!"라고 소리를 질렀다. 아이는 아무 말 없이 울음을 터뜨렸고, 이후로 가려울 때마다 엄마 눈치를 보기 시작했다. 며칠 후, 엄마는 '내가 너무 조급했구나' 하고 반성하며, 그다음부터는 아이가 긁을 때 "오늘 어디가 좀 불편했니?", "엄마랑 같이 방법을 찾아보자"라고 말하며 함께 상황을 되짚기 시작했다. 놀랍게도 아이는 점점 긁는 빈도가 줄었고, 엄마가 조용히 곁에 있어 주는 것만으로도 안정을 느끼는 모습을 보였다.

이처럼 행동보다 먼저 필요한 건 이해다. 아이가 긁는 데에는 이유가 있다. 오늘 땀이 많이 났는지, 스트레스를 받았는지, 환경에 변화가 있었는지를 돌아보는 것만으로도 부모의 조급함은 줄어든다. 그리고 부모가 마음을 다잡는 그 태도 자체가 아이에게는 큰 위안이 된다.

가려움의 순간, 가장 먼저 취해야 할 행동은 아이의 손을 억지로 막는 것이 아니라, 부모 자신의 감정을 진정시키는 것이다. 그렇게 마음을 다잡고 아이 곁에 조용히 있어 주는 것만으로도, 아이는 "내가 혼자가 아니구나"라는 안도감을 느낀다. 그리고 그 정서적 안정이야말로, 아이 피부가 회복을 시작할 수 있는 첫 단추가 된다.

이런 접근은 감성적인 육아 방식처럼 보일 수 있지만, 실제로는 다양한 연구에서도 효과가 검증되고 있는 방식이다. 아토피 피부염의 증상은 단순히 피부에 가해진 외부 자극에만 반응하는 것이 아니라, 아이가 겪는 정서적 긴장이나 스트레스와도 깊은 관련이 있다. 아이가 긁는 행동을 단순히 멈추게 하려는 시도보다는, 그 감정에 주의를 기울이고 왜 그런 행동이 나타나는지를 함께 해석해나가는 과정이 필요하다. 이런 과정을 통해 아이는 자신의 감각을 억누르지 않고, 스스로의 상태를 이해하고 표현하는 힘을 키워간다. 정서적 위축 없이 감각을 받아들이는 경험은 아이의 긴장을 줄이고, 피부 상태가 정서적 요인에 덜 흔들리도록 돕는다. 실제로 이러한 태도 전환이 회복 속도를 높인다는 내용은 다양한 임상 사례에서도 반복적으로 관찰되고 있다. 피부를 돌보는 일은 결국 몸과 마음이 연결된 상태 전체를 살피는 일과 맞닿아 있다. 감정에 귀 기울이는 태도 하나만으로도,

아이는 더 안전하다고 느끼고, 그 안정감이 몸의 회복을 이끄는 내적인 자원이 된다.

## 함께하는 실천이 더 깊이 닿는다

아이가 피부 속에서 불타오르는 듯한 가려움에 사로잡혀 있을 때, 부모의 말을 귀 기울여 들을 여유가 없다. 이럴 때 "긁지 마" 같은 타이름은 오히려 "내 마음을 몰라줘…" 하는 서운함만 남기기 쉽다. 말보다 필요한 건 행동이다. 지시 대신, "같이 이겨 내 보자"는 메시지를 몸으로 보여주는 것이 훨씬 더 효과적이다.

일곱 살 민우(가명)의 엄마는 이 방식을 통해 긍정적인 변화를 경험했다. 민우는 자기 전마다 등을 긁었고, 엄마는 자주 "그만 긁어야지" 하며 말로 제지했다. 하지만 어느 날 아이가 "엄마는 맨날 말만 해"라고 말한 뒤부터, 엄마는 방식을 바꿨다. 민우가 "간지러워" 할 때마다 엄마는 수건을 들고 와 "등에 붙은 간지럼 도둑 잡으러 간다~" 하고 놀이처럼 접근했다. 민우는 웃음을 터뜨렸고, 이후 긁는 시간이 점점 짧아졌.

가려움이 계속될 땐, 아이의 주의를 다른 쪽으로 돌리는 것도 방법이다. 가만히 있을수록 가려움에 집중하게 되므로, 좋아하는 장난감을 손에 쥐여주거나, 손뼉치기, 색칠 놀이, 스티커 붙이기 같은 활동으로 흐름을 바꿔보자. 이렇게 손을 쓰는 다른 행동에 몰입하게 되면, 가려움의 고리가 끊어지는 순간이 찾아올 수 있다.

또 하나 기억할 점은, 아이마다 편안함을 느끼는 자극이 다르다는 것이다. 어떤 아이는 차가운 촉감에 빠르게 진정하고, 어떤 아이는 부드럽게 쓸어주는 손길에서 안정을 느낀다. 부모는 우리 아이에게 가장 잘 통하는 방식이 무엇인지 찾아가는 탐색자가 되어야 한다. 그렇게 자신만의 '공식'을 발견하게 되면, 부모 스스로 반복되는 가려움이 더 이상 두렵지 않게 된다.

## 대화가 치료다

가려움을 줄이는 물리적인 방법이 당장 눈에 보이는 효과를 낼 수 있다면, 아이의 마음을 돌보는 일은 장기적으로 아토피 증상을 다스리는 가장 깊은 치료가 된다.

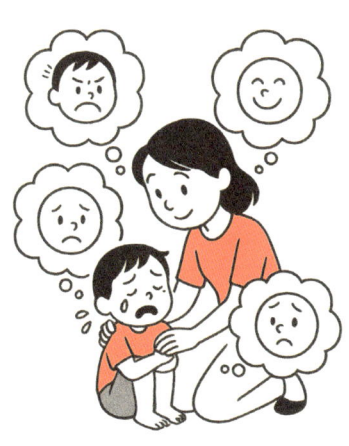

필자는 아이들의 아토피 악화 요인 중 하나로 '정서적 스트레스'에 주목하고 있다. 마음속 긴장이 해소되지 않으면 피부 증상도 좀처럼 나아지지 않기 때문이다. 몸과 마음이 분리되지 않고 함께 반응하는 아이들에게는, 정서적인 안정이 곧 피부 회복의 밑바탕이 된다. 그래서 "대화가 곧 치료"라는 말이 그저 비유가 아닌, 실제 치유의 원리가 된다.

특히 하루를 마무리하는 저녁 시간은 아이의 정서를 다독이기에 가장 적절한 때다. 밤이 되면 피부는 재생되고, 마음은 민감해진다. 낮 동안 겪은 감정들이 잠자리에서 문득 떠오르고, 말로 표현되지 못한 불안은 종종 '긁는 행동'으로 표출된다. 그렇기에 잠들기 전 '감정 정리'를 위한 짧은 대화는 생각보다 큰 효과를 발휘한다.

다섯 살 수연이 엄마는 어느 날 밤, 아이가 자꾸 긁는 이유가 궁금해 물었다. "오늘 간지러운 게 많았어?" 수연이는 대답 대신 울음을 터뜨렸다. "오늘 어린이집에서 친구가 내 장난감 뺏었어…" 그제야 엄마는 알게 됐다. 낮 동안 쌓인 감정이 피부 위로 번져 나왔다는 것을. 그날 이후 수연이와 엄마는 잠자기 전에 꼭 하루 이야기를 나누는 시간을 갖게 되었고, 놀랍게도 밤중에 긁는 빈도는 조금씩 줄어들기 시작했다.

그렇다고 꼭 말로 마음을 풀어야만 하는 건 아니다. 어린아이는 감정을 말로 표현하는 데 서툴 수 있다. 이럴 땐 등을 토닥이거나 손을 잡아주는 스킨십만으로도 '들어줄 준비가 되어 있다'는 신호가 된다. 중요한 건 부모가 조급해하지 않고, 아이가 마음을 열 때까지 차분히 기다려 주는 태도다. 그 기다림 안에서 아이는 "내 감정이 존중받고 있구나"라는 깊은 신뢰를 얻게 된다.

## 혼내지 않는 부모의 용기

밤낮없이 이어지는 가려움에 지친 아이를 돌보다 보면, 부모 역시 극한의 피로와 감정 소진을 경험하게 된다. 특히 한밤중 아이가 긁느라 여러 번 깨어야 하고, 낮에는 또다시 긁을까 긴장하며 환경을 관리하다 보면 몸도 마음도 금세 지치기 마련이다. 그 와중에 가장 고통스러운 건, 사랑하는 아이가 괴로워하는 모습을 바라보는 무력감이다. "대체 언제까지 이 상황이 계속될까…" 하는 막막한 마음이 드는 것도, 충분히 이해되는 감정이다.

그럼에도 불구하고, 부모는 매 순간 최선을 다해 아이를 지키고 있다. 비록 변화가 눈에 띄지 않더라도, 그 모든 노력과 정성은 결코 헛되지 않는다. 아이도 알고 있다. 자기도 모르게 울고 짜증을 낼지언정, 곁에서 끝까지 함께 버텨주는 부모의 사랑과 수고를 피부로 느끼고 있다. 그 돌봄은 아이의 정서적 안정과 신체 회복을 견고하게 지탱하는 힘이 된다.

다섯 살 은호의 부모는 한밤중 아이가 긁는 행동을 볼 때마다 조바심이 났다. 어느 날, 결국 "왜 또 긁어! 아까 약 발랐잖아"라는 말이 튀어나왔고, 아이는 그대로 울음을 터뜨렸다. 그날 이후 엄마는 마음을 바꿨다. 다음번 은호가 "간지러워"라고 말했을 때, 엄마는 깊이 숨을 들이쉬고 조용히 말했다. "많이 가려웠구나. 엄마랑 같이 덜 가려울 방법 찾아보자." 아이는 고개를 끄덕였고, 두 사람은 함께 수건을 찾으러 갔다. 그날 밤, 은호는 한 번만 긁고 잠이 들었다.

이처럼 긁는 행동을 통제하려 들기보다, 아이의 괴로움을 함께 이해하고 해결책을 찾는 태도에는 큰 용기와 사랑이 담겨 있다. 아이는 자신이 꾸짖음의 대상이 아니라, 함께하는 대상임을 느끼며 심리적 안정감을 얻는다. 아이도 나름대로 긁지 않으려는 노력을 할 때가 있다. 그런 순간을 부모가 알아채고 "많이 힘들었을 텐데 조금 참아봤구나. 정말 대단해!" 하고 진심으로 칭찬해 주면, 아이는 "엄마(아빠)가 내 노력을 알아줬어!"라는 감동 속에서 더 큰 힘을 얻게 된다.

반대로, 결국 긁고 말았다 해도 절대 나무라지 말고 "정말 많이 가려웠구나. 괜찮아. 다음엔 우리 다른 방법도 써보자" 하고 다독여 주는 것이 중요하다. 아이는 '내가 잘못한 게 아니구나' 하는 안도 속에서, '다음에는 좀 더 잘해보자'는 마음을 다질 수 있게 된다. 이렇게 죄책감이 아닌, 자율적인 조절의 여지를 남겨주는 반응은 아이의 자존감과 자기 조절 능력을 동시에 키워주는 방법이다.

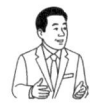 김원대 박사의 조언

## 긁는 손을 막기보다, 마음을 먼저 안아줘야 합니다.

아토피 관리의 핵심은 피부를 억제하는 것이 아니라 아이의 감정을 함께 해석하고 다독이는 것입니다. 말보다 먼저 필요한 건 공감하는 태도이고, 지시보다 효과적인 건 함께 방법을 찾는 자세입니다. 아이가 보내는 신호를 "어떻게 없앨까"가 아니라 "무슨 말일까"로 바라보세요. 그 질문 하나가 아이의 피부, 감정, 신뢰를 함께 회복시키는 첫걸음이 됩니다. 가장 깊은 치료는 "긁지 마"라는 외침보다 "괜찮아, 엄마가 있어"라는 말입니다.

 이렇게 해보세요

☐ 아이가 긁을 때 "왜 또 긁어?" 대신 "지금 어디가 간지러워?"라고 물어본다.

☐ 긁는 손을 억지로 잡기보다 수건이나 물티슈 같은 도구를 이용해 가려움을 달래준다.

☐ 자기 전에 아이와 함께 그날 있었던 일이나 감정을 이야기한다.

☐ 가려움이 올라올 때 "수건 탐정단", "간지럼 도둑 잡기" 같은 게임으로 관심을 돌린다.

☐ 긁지 않고 참아낸 순간에는 바로바로 칭찬해 준다.

# 5장

# 식탁 위에서 시작되는 피부 변화

## 식탁에서 실마리를 찾다

아토피 아이를 키우는 부모들이 가장 많이 호소하는 것 중 하나는 '도대체 원인을 모르겠다'는 막막함이다. 연고도 바르고, 보습도 하고, 공기청정기며 침구까지 신경 썼는데도 피부가 계속 뒤집힌다면, 부모는 어느 순간 무력감에 빠지게 된다.

두 살배기 딸 소영이를 키우던 한 어머니도 그 벽에 부딪혔다. 밤마다 가려움에 깨서 우는 아이를 안고 달래다 새벽을 맞는 일이 반복됐고, 긁는 손을 막아주며 함께 눈물을 삼키는 날이 많았다. 병원에서 권한 연고와 보습제를 꾸준히 쓰고, 진드기 방지 침구까지 갖췄지만 피부는 좀처럼 진정되지 않았다.

그런 그녀가 '식단'에 주목하게 된 계기는 필자의 강연을 들으면서였다. 강연에서 필자는 "아토피는 피부만의 문제가 아니라, 몸 전체 시스템의 불균형이 피부에 드러난 결과"라고 강조하며, 특히 '음식'이 면역 흐름에 직접적인 영향을 미치는 중요한 요소라고 설명했다. 알고는 있었지만 실천하지 못했던 부분이었다. 그날 밤, 그녀는 아이가 먹은 것을 하나씩 떠올려보았다. 아침엔 분유, 간식으로는 계란이 들어간 과자, 저녁엔 치즈 크림 파스타. 특별할 것 없어 보이는 식단이었지만, 그 안에 아이에게 맞지 않는 성분이 있었을지도 모른다는 생각이 들었다. 다음 날부터 그녀는 '무엇을 먹었는지'와 '어떻게 반응했는지'를 함께 기록하는 식단일지를 쓰기 시작했다. 음식을 무작정 줄이기보다는, 작은 단서라도 놓치지 않겠다는 마음으로 하나씩 살펴보기 시작한 것이다.

## 아토피는 장에서 시작된다

아토피를 피부병이라고 부르지만, 실제로는 피부만의 문제가 아니다. 필자는 아토피를 '몸 전체 시스템의 불균형'으로 본다. 이 말은, 아이의 피부에 보이는 증상이 단지 겉으로 드러난 결과일 뿐, 그 이면에서는 소화기계, 면역계, 신경계가 유기적으로 연결되어 복잡한 상호작용을 벌이고 있다는 뜻이다.

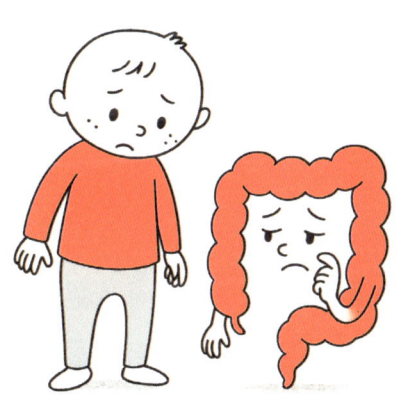

사람마다 다르게 장에서 잘 받아주지 않는 음식이 있다. 알레르기 반응을 많이 나타 날 때마다 역으로 하루 중에 특별하게 먹은 음식을 찾아 보는 것이다. 우리의 장은 단순히 음식을 소화하고 흡수하는 기관이 아니라, 몸속 면역 세포의 70% 이상이 모여 있는 '면역의 중심'이다. 그리고 장 속에는 수천 종의 미생물이 살고 있는데, 이 미생물들(장내 마이크로바이옴)은 우리 몸의 면역 밸런스를 조절하고, 염증 반응을 억제하거나 촉진하는 역할을 한다. 그런데 아토피가 있는 아이들의 경우, 장내 유익균이 상대적으로 부족하고, 유해균이 과도하게 증식해 있는 경우가 많다. 이로 인해 장 점막이 손상되고, 소위 '장누수(leaky gut)' 현상이 발생하면서 염증 유발 물질이 혈류를 타고 온몸으로 퍼지게 된다. 그 결과, 약한 고리인 피부에서 염증이 터져 나오는 것이다.

실제로 아토피 아이에게 프로바이오틱스를 섭취시키거나, 식이 섬유가 풍부한 채소·과일 중심의 식단으로 바꾸었을 때 피부 상태가 호전되었다는 연구 결과도 적지 않다. 물론 모든 아토피가 장 문제에서 기인한다고 단정할 수는 없지만, 최소한 피부에 나타나는 반응을 완화하기 위해 특별하게 먹은 음식과 장 건강을 함께 살피는 접근은 분명히 의미 있는 방법이다.

이러한 점에서 아이의 식단을 살펴보는 일은 단순히 피부 자극을 줄이기 위함이 아니다. 아이의 장을 안정시키고, 장내 미생물 생태계를 건강하게 회복시켜 면역계를 조율하는 일이 곧 식이 관리의 핵심이다. 예를 들어, 과도한 당분이나 정제된 밀가루 음식은 유해균의 먹이가 되어 장내 환경을 불균형하게 만들 수 있다. 반면, 브로콜리, 사과, 고구마, 통곡물, 발효식품 등은 유익균을 돕고 장 점막을 보호해 주는 중요한 식재료다.

## 아이에게 맞는 식이 변화는 따로 있다

아토피 식단을 시작한 많은 부모들이 처음 마주하게 되는 벽은 '무엇부터 바꿔야 할지 모르겠다'는 혼란이다. 인터넷에는 다양한 식단 정보가 넘쳐나고, 유제품을 끊어야 한다, 밀가루는 절대 안 된다, 설탕이 문제다—제각기 다른 말들이 뒤섞여 있다. 하지만 정작 가장 중요한 사실은 따로 있다. 모든 아이는 다르게 반응한다는 것, 그리고 우리 아이에게 맞는 해답은 외부에 있는 것이 아니라, 아이의 몸 안에 있다는 점이다.

실제로 같은 음식을 먹고도 어떤 아이는 멀쩡한데, 어떤 아이는 피부가 뒤집히는 경우가 있다. 우유를 끊고 좋아졌다는 이야기를 듣고 따라 해봤지만, 우리 아이에게는 별다른 변화가 없을 수도 있다. 반대로, 밀가루나 계란을 먹고 유난히 가려워하는 날이 반복된다면, 그 음식이 아이에게만큼은 분명한 영향을 줄 가능성이 있다. 따라서 식단 관리에서 가장 중요한 출발점은 '표준 식단'이 아니라 내 아이의 패턴을 읽는 일이다. 알레르기 반응이 심할 때 마다 특별하게 먹은 음식을 찾아서 기록하는 것이다. 필자는 이럴 때 '식이 일지'를 쓰는 것을 적극 권한다. 식이 일지는 단순한 음식 기록이 아니라, 아이의 몸이 보내는 신호를 해석하는 도구다. 하루 동안 먹은 음식과 간식, 음료까지 가능한 한 정확히 기록하고, 그날 밤이나 다음 날 아침의 피부 상태와 가려움, 수면의 질, 변비나 설사 여부 등을 함께 적는다. 일지를 쓰는 과정에서 반복되는 패턴이 서서히 드러나기 시작한다. 이를테면 '크림소스를 먹은 날 저녁에 긁는 행동이 심해졌다', '브로콜리를 먹은 날은 피부가 한결 차분했다' 같은 관찰이 가능해진다.

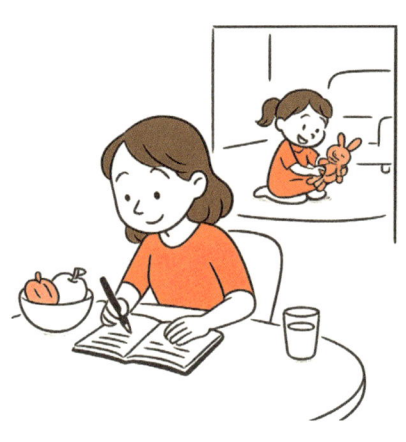

소영(가명)이 어머니도 처음에는 막막했지만, 식단 일지를 통해 놀라운 단서를 발견할 수 있었다고 했다. 우유와 달걀을 일시적으로 제한해본 기간 동안, 밤새 깨는 횟수가 줄고 피부의 붉은기도 완화되는 것을 확인했고, 며칠 뒤 우유를 다시 섭취했을 때 피부 반응이 재현되었다. 물론 과학적인 실험이라고 단정할 수는 없지만, 그 어머니에겐 아이 몸의 반응을 읽어내는 명확한 기준이 생긴 순간이었다.

식이 일지는 의료 전문가에게 상담받을 때도 큰 도움이 된다. 일상의 기록은 주관적 기억보다 훨씬 명확하고, 의사 역시 식품 유발 여부나 알레르기 검사의 필요성을 판단하는 데 유용한 근거가 된다. 또한 아이의 회복 과정을 추적하면서 부모 자신도 '아이가 어떤 자극에 민감한지'에 대해 감각을 키우게 된다.

## 무엇을 빼느냐보다 무엇을 더하느냐

아토피 아이의 식단을 이야기할 때, 대부분의 부모들은 먼저 "무엇을 먹이면 안 되나요?"를 묻는다. 그만큼 많은 정보가 '제한'에 집중되어 있기 때문이다. 우유는 안 된다, 밀가루는 피해야 한다, 설탕은 독이다. 이러한 메시지는 때로 아이의 식탁을 두려움으로 가득 채운다.

아토피 식단은 단지 자극적인 음식을 제거하는 것에 그쳐서는 안 된다. 오히려 아이 몸이 회복하고 재생할 수 있도록 면역의 기초를 튼튼히 세우는 재료들로 식탁을 '채우는 일'이 더 중요하다. 무엇을 '덜 먹일 것인가'보다, 무엇을 '더 잘 먹일 것인가'가 중심이 되어야 한다. 특히 피부가 예민하고 면역 균형이 흔들린 아이에게는, '결핍을 피하는 식단'이 아니라 '회복을 돕는 식단'이 필요하다.

예를 들어, 당분이 많고 가공이 심한 식품은 줄이는 것이 바람직하지만, 그 빈자리를 어떤 음식으로 채울지가 중요하다. 피부 회복에 도움이 되는 대표적인 영양소는 오메가-3 지방산, 항산화 성분, 식이섬유, 그리고 미네랄이다. 연어, 고등어 같은 등푸른 생선은 염증을 완화하는 오메가-3를 풍부하게 포함하고 있으며, 블루베리, 당근, 시금치 같은 식품은 피부 세포를 보호하는 항산화 비타민을 제공한다. 브로콜리, 사과, 고구마, 현미 같은 식이섬유는 장내 유익균을 증식시켜 장-피부 축을 안정시킨다. 칼슘은 우유가 아니어도 두부, 멸치, 미역국 같은 식품으로 충분히 보충할 수 있다. 식이 일지로 아이에게 알레르기 반응이 있는 음식을 찾아서 피하는 것이 중요하다.

부모들이 가장 많이 두려워하는 건 "영양이 부족해지면 어떡하지?" 하는 걱정이다. 그래서 무조건적인 회피는 오히려 역효과를 불러올 수 있다. 성장기 아이에게 중요한 건 균형 잡힌 영양이며, 아토피를 관리하는 식단이라 해도 그 균형은 유지되어야 한다. 특히 칼슘, 철분, 단백질, 비타민 D와 같은 영양소는 아토피와 무관하게 성장에 필수적인 요소이기 때문에, 반드시 대체 가능한 식품군을 확보한 상태에서 제한을 시도해야 한다.

또한 식단을 회피 중심으로 설계하면 식사 자체가 스트레스가 되기 쉽다. 아이가 식탁에서 반복적으로 "이건 안 돼", "그건 먹지 마"라는 말을 듣게 되면, 음식은 곧 억제와 통제로 인식된다. 반대로, "이걸 먹으면 피부가 튼튼해질 거야", "이 음식은 네 몸을 도와주는 친구야" 같은 긍정적 언어와 함께 새로운 음식을 소개하면, 식사 시간은 놀이와 회복의 시간이 될 수 있다. 음식을 적으로 돌리기보다 친구로 만드는 방식, 이것이 바로 회복을 앞당기는 식단의 힘이다.

## 염증 유발 식품과 항염 식단

아토피와 식단의 관계를 이야기할 때 가장 흔한 반응은 "무엇을 먹이면 안 되나요?"라는 질문이다. 실제로 많은 부모들이 특정 음식을 제한함으로써 아이의 피부 상태가 달라졌다고 느낀 경험을 공유하기도 한다. 하지만 문제는 여기서 끝나지 않는다.

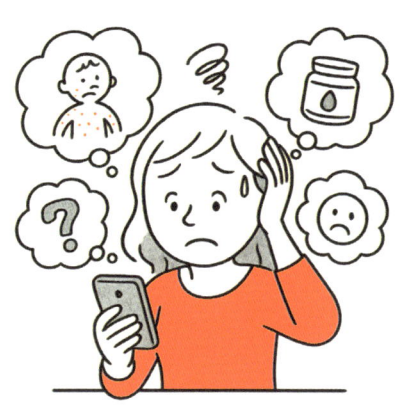

인터넷이나 지인들 사이에서 떠도는 조언은 대개 제한 중심이고, 그 내용은 때로는 과도하거나 상반되기도 한다. 어떤 이는 우유를 끊으라고 하고, 또 어떤 이는 밀가루가 문제라고 한다. 정보는 넘치지만 정작 내 아이에게 무엇이 맞는지 판단하는 건 여전히 어렵기만 하다.

이런 상황에서 도움이 되는 것은, 특정 식품이 어떤 기전을 통해 우리 몸의 면역 반응과 연관될 수 있는지를 이해하는 것이다. 아토피는 만성적인 염증성 피부질환으로 분류되며, 몸속 염증 수준이 피부 반응에 영향을 줄 수 있다는 관점에서 접근할 수 있다. 일부 식품은 염증 반응을 자극하는 방향으로 작용할 수 있고, 어떤 식품은 이를 진정시키는 데 도움이 되는 성질을 가질 수 있다. 이와 관련된 연구들은 주로 일반적인 식생활 패턴과 염증 반응의 상관관계를 다루고 있다.

예를 들어, 단순당이나 정제된 탄수화물이 많은 식품은 혈당을 빠르게 상승시키고 대사 과정에서 염증 매개물질의 분비를 촉진할 수 있다는 보고가 있다. 밀가루, 과자, 흰쌀, 달콤한 음료 등이 여기에 해당한다. 또한 튀긴 음식이나 인스턴트 제품처럼 포화지방이 높은 식품은 과도하게 섭취될 경우 체내 염증 환경에 부담을 줄 수 있다는 의견도 제시되어 왔다. 반면, 항산화 성분이 풍부한 채소와 과일, 오메가-3 지방산이 들어 있는 생선, 섬유질이 많은 통곡물과 발효식품은 전반적인 면역 균형을 돕는 데 기여할 수 있다는 내용의 연구도 다수 존재한다.

이러한 내용을 바탕으로 식단을 계획할 때 중요한 것은, 아이의 몸이 어떻게 반응하는지를 세심하게 관찰하며 식품을 조정해 나가는 태도다. 동일한 식품이라도 어떤 아이에게는 괜찮을 수 있고, 다른 아이에게는 자극 요인으로 작용할 수도 있다. 그래서 식단 조절은 무조건적인 제한이 아니라, 우리 아이에게 어떤 음식이 잘 맞고 어떤 음식에서 불편한 반응이 있는지를 알아가는 과정으로 접근하는 것이 바람직하다.

일부 부모들은 제한보다는 채움의 전략을 통해 식단을 구성하기도 한다. 정제된 탄수화물이나 인스턴트 음식 대신, 브로콜리나 고구마, 현미, 연어, 블루베리, 사과, 바나나 같은 자연 재료를 식탁에 자주 올려보는 것이다. 또 설탕이 든 간식 대신 과일

스무디나 쌀가루로 만든 간식을 아이와 함께 만들어 보기도 한다. 아이와 장을 보고, 요리하고, 새로운 식재료를 시도해 보는 일련의 과정은 단순한 식사 준비를 넘어서서, 부모와 아이가 함께 몸의 변화를 관찰하고 대화를 나누는 기회가 되기도 한다.

## 함께 차리는 식탁이 만드는 회복의 리듬

아토피 아이의 식단을 조절할 때, 많은 부모들이 처음에는 '아이를 위한 특별한 식사'를 따로 준비하는 것으로 시작한다. 하지만 시간이 갈수록 그 방식이 오래 지속되기 어렵다는 사실을 실감하게 된다. 아이만 따로 먹는 식사는 식재료와 조리 방식부터 정서적인 분위기까지 모든 면에서 부담이 크다. 무엇보다 아이에게 "나만 다른 걸 먹어야 해"라는 인식을 심어줄 수 있다는 점에서, 정서적으로도 피로감을 쌓이게 한다.

아토피 식단은 '아이 혼자만의 일'이 아니라 '가족 모두의 일상'으로 확장될 때 비로소 자연스러운 회복의 리듬이 만들어진다. 아토피에 알레르기 반응이 많이 나타 나는 음식 종류만 피하면 가족이 함께 먹는 식탁은 아이에게 안정감을 주고, 식단 관리가 더 이상 특별한 일이 아니라 일상의 일부로 스며들 수 있도록 돕는다. 함께 차리고, 함께 먹고, 함께 반응을 살피는 과정은 부모와 아이 사이의 신뢰와 유대감을 더욱 단단하게 만든다. 특히 아이가 어릴수록, 식사 시간에 부모가 어떤 표정과 말투로 식탁에 앉는지가 아이에게 큰 영향을 미친다. 만약 엄마나 아빠가 잔뜩 긴장한 얼굴로 "이건 먹으면 안 돼", "그건 알레르기 생겨"라고 경고하듯 말한다면, 아이는 음식 자체를 스트레스의 대상으로 인식하게 된다. 반대로 부모가 편안한 얼굴로 "이건 네 피부를 도와주는 음식이야", "같이 먹어보자, 엄마도 이걸로 바꿨어"라고 말하면, 아이는 식단의 변화를 '억제'가 아닌 '참여'로 받아들일 수 있다.

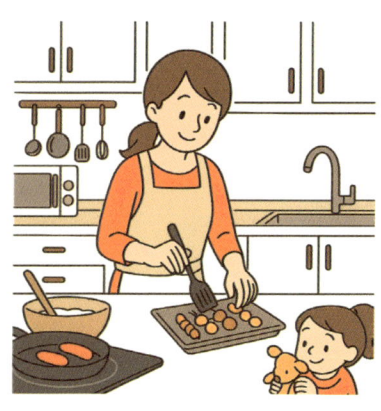

실제로 많은 부모들이 가족 식사를 함께 바꾸었을 때, 아이의 적응이 훨씬 빠르고 수월했다고 말한다. 밀가루를 줄이는 대신 온 가족이 쌀이나 고구마 중심 식단으로 전환하거나, 인스턴트 간식 대신 집에서 직접 만든 간식을 함께 나눠 먹는 방식이다. 때로는 요리를 놀이처럼 접근해 아이와 함께 재료를 고르고 반죽을 만들며 식사 준비 자체를 즐거운 시간으로 바꾸기도 한다. 이렇게 '함께 먹는 구조'를 만들면, 아이는 음식에 대한 불안보다 관계 속에서 느끼는 안정감에 더 집중할 수 있게 된다. 또한 가족이 같은 리듬으로 식사하게 되면, 식단 관리 자체가 단발성이 아닌 반복 가능한 구조가 된다. 아이를 위해 특별히 노력하는 것이 아니라, 가족 모두가 일상 속에서 자연스럽게 건강한 선택을 지속하는 환경이 마련되는 것이다. 이런 반복과 리듬은 결국 아이의 몸에도, 마음에도 '안정된 상태'를 만들어 주는 중요한 토대가 된다.

## 식단을 놀이처럼 접근하기

식단 조절이라는 단어는 때때로 부모와 아이 모두에게 긴장감을 안긴다. "이건 먹으면 안 돼", "이건 피부에 안 좋아" 같은 말이 반복되면, 어느 순간 식탁이 치료의 전장이 되어버린다. 아이는 '음식은 참아야 하는 것', '먹는 건 조심해야 하는 일'이라고 인식하게 되고, 부모 또한 늘 조심하고 경계하는 태도로 식사를 준비하게 된다. 그렇게 되면 식단은 어느새 부모에게도 아이에게도 '버텨야 하는 것'이 되어버린다.

하지만 꼭 그래야만 할까. 필자는 식단을 '관리'가 아닌 '놀이'처럼 접근해 볼 수 있다고 믿는다. 음식을 제한하는 것이 아니라, 새로운 식재료를 탐험하듯 함께 시도해 보는 과정으로 전환하는 것이다. 예를 들어, 바나나와 쌀가루로 만든 쿠키를 굽고, "이건 밀가루 괴물을 물리치는 바나나 쿠키야"라고 이름을 붙이는 것만으로도 아이는 음식에 대한 호기심과 즐거움을 느낀다. 브로콜리를 고를 때 "초록 나무를 씹는 용사"라고 말해주는 것, 두부 반죽을 함께 하면서 "엄마랑 요리사 놀이하자"고 제안하는 것만으로도 식단 조절은 훨씬 유연하고 자연스러운 일이 된다. 물론 현실은 쉽지 않다. 아이가 익숙한 음식을 고집하고, 새로운 식재료에 거부감을 보일 때면 부모의 마음도 쉽게 흔들리기 마련이다. 하지만 중요한 건 단번에 모든 걸 바꾸는 것이 아니라, 조금씩, 반복적으로, 아이와 함께 천천히 가는 것이다. 처음에는 잘 먹지 않던 음식도 몇 번의 시도 끝에 익숙해지고, 처음엔 거부하던 식단도 놀이처럼 접근하면 조금씩 받아들이게 된다. 그 과정 자체가 아이에겐 훈련이 되고, 부모에겐 회복의 리듬이 된다.

식단은 아이의 삶을 좁히기 위한 도구가 아니라, 오히려 아이가 더 건강하게 살아갈 수 있도록 돕는 길 이어야 한다. 그래서 필자는 말한다. 식이 조절은 제한이 아니라, 아이를 향한 사랑의 방식이다. 그리고 그 사랑은 강요보다 함께하는 놀이 속에서 더 오래, 더 깊이 전달된다.

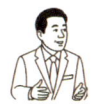 김원대 박사의 조언

**식이 조절은 제한이 아니라 아이를 향한 사랑의 방식입니다.**

식단은 아이의 삶을 좁히기 위한 것이 아니라 아이가 더 건강하게 살아갈 수 있도록 돕는 길이어야 합니다. 식이 조절은 제한이 아니라 아이를 향한 사랑의 방식이며, 그 사랑은 강요하기보다 함께 놀이처럼 즐길 때 아이에게 더 오래, 더 깊이 전달됩니다.

 이렇게 해보세요

☐ 아이가 먹은 음식과 피부 변화를 함께 기록하는 식단 일지를 꾸준히 작성한다.

☐ 아토피에 안 좋다고 의심되는 식품이 있어도 한꺼번에 모두 끊지 말고 하나씩 관찰하며 제외해 나간다.

☐ 가족이 같은 식단을 실천해 아이 혼자만 음식 제한을 받는 느낌이 들지 않게 한다.

☐ "이건 피부에 안 좋아" 같은 부정적인 말은 피하고, "이 채소는 피부를 튼튼하게 해주는 마법 채소야"처럼 긍정적으로 표현한다.

☐ 새로운 음식이나 조리법은 놀이하듯 즐기면서 천천히 도전하고, 아이가 조금씩 받아들일 때까지 반복한다.

# 6장

## 회복은 끝이 아닌 시작

## 잠잠한 피부, 안도와 불안 사이에서

피부가 몰라보게 차분해졌다. 며칠, 아니 몇 주째 진물도, 심한 가려움도 없다. 아이는 밤에도 잘 자고, 아침엔 밝은 표정으로 눈을 뜬다. 이런 날이 계속되면, 부모의 마음에도 자연스레 안도의 숨이 새어 나온다. "이제 좀 괜찮아진 걸까?", "혹시 완전히 다 나은 건 아닐까?" 아이가 어느 날 해맑게 묻는다. "엄마, 나 이제 다 나은 거야?" 엄마는 웃으며 고개를 끄덕이지만, 그 순간 마음 한편에 스치는 조용한 불안은 지울 수 없다. '만약 다시 시작된다면, 이번엔 더 심하게 오는 건 아닐까?'

필자는 많은 부모들이 회복기의 문턱에서 비슷한 감정을 겪는다는 것을 알고 있다. 피부가 잠잠해진 지금, 드디어 끝났다는 기쁨과 함께 '혹시 다시?' 하는 조심스러운 마음이 동시에 자리 잡는다. 아이가 잘 지낸다는 사실이 무엇보다 반갑지만, 오히려 그 때문에 더 조심스러워지는 시기. 아이도 부모도 한숨 돌릴 수 있을 것 같은 이 시점은 사실, 아토피 관리의 또 다른 출발점이다.

회복기는 단순히 '증상이 없는 시기'가 아니라, 몸과 생활의 균형을 스스로 유지해 가는 훈련의 시기다. 피부가 좋아진 지금, 오히려 더 섬세하게 신호를 읽고 조율해야 하는 이유도 여기에 있다. 가려움이나 발진처럼 눈에 보이는 증상이 없다고 해서,

몸속 면역과 피부 장벽이 완전히 회복된 것은 아니다. 회복기는 그동안의 돌봄이 피부 위에 남긴 흔적을 확인하고, 이제부터는 "어떻게 다시 무너지지 않도록 관리할 것인가"를 고민해야 하는 시간이다.

## 회복은 새로운 관리의 출발점

많은 부모들이 피부가 가라앉고 나면, 일단 숨을 고르고 싶어진다. 지극히 자연스러운 마음이다. 연고를 바르고, 보습을 하고, 환경과 식단을 조절하며 긴장을 유지해 온 시간들이 길었던 만큼, "이제 좀 쉬어도 되는 걸까?"라는 질문이 머릿속을 스치곤 한다. 하지만 바로 그 순간이, 아토피 관리의 두 번째 여정이 시작되는 지점이다. 필자는 이 시기를 "불이 꺼진 뒤 잔불을 점검하는 시간"이라고 말한다.

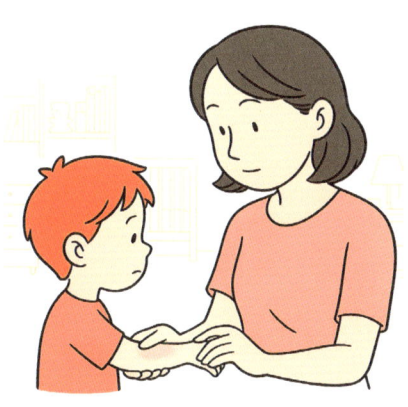

회복기는 단순히 '괜찮아진 피부를 유지하는 시간'이 아니다. 이제부터야 말로, 피부가 다시 흔들리지 않도록 생활 전반의 균형을 다지는 시간이자, 관리의 본격적인 출발점이다. 이 시기에는 아토피의 특성을 이해하는 것이

6장. 회복은 끝이 아닌 시작

더욱 중요해진다. 아토피는 완치라는 단어로 선을 긋기 어려운 질환이다. 완전히 사라졌다가 끝나는 것이 아니라, 일정 기간 잠잠하다가도 환경이나 정서적 자극, 생활 습관의 변화에 따라 다시 흔들릴 수 있다.

그렇기에 회복기의 관리는 예전만큼 강도 높게 긴장하며 대응할 필요는 없지만, 기본 원칙을 지키는 '지속 가능한 루틴'으로 전환되어야 한다. 일종의 생활 습관처럼 관리가 몸에 스며들게 해야 한다는 것이다. 예를 들어, 피부가 깨끗해졌다고 해서 갑자기 모든 식이 제한을 풀거나, 외출 후 세정과 보습을 생략하는 방식으로 태도를 바꾸면 안 된다. 아이의 피부가 지금은 잠잠해 보여도, 여전히 몸속에는 다시 반응할 수 있는 '예민한 회로'가 남아 있을 수 있기 때문이다.

회복기에는 아이의 작은 신호를 민감하게 읽는 '관찰의 힘'이 무엇보다 중요해진다. 잠을 설쳤는지, 평소보다 조금 더 긁는 횟수가 늘었는지, 특정 계절이나 스트레스 상황에서 피부가 변화를 보이는지. 이런 흐름을 부모가 스스로 파악하고 대처할 수 있다면, 아토피는 더 이상 '두려운 질병'이 아닌 '함께 살아가는 생활의 일부'가 된다.

## 피부가 보내는 작은 신호들

회복기의 아이 피부는 조용히 그러나 분명한 흐름으로 변화의 징후를 보낸다. 눈에 띄는 진물이나 붉은 발진이 사라졌다고 해서 모든 신호가 멈춘 것은 아니다. 오히려 이 시기에는 더 작고 섬세한 신호로 피부가 말을 건넨다. 그것은 일종의 '작은 신호'다. 급한 불이 꺼진 뒤, 피부는 천천히 조심스럽게 다시 균형을 확인하려는 듯이, 아주 미묘한 방식으로 몸의 상태를 전해온다. 가장 먼저 오는 신호는 '가려움'이다. 명확한 발진이 없어도, 아이가 평소보다 자주 긁거나 특정 부위를 반복적으로 만진다면, 이는 피부가 균형을 잃기 시작했다는 조용한 신호일 수 있다. 특히 밤에 긁는 행동이 늘어나거나, 잠결에 무의식적으로 몸을 베베 꼬는 모습이 눈에 띈다면, 피부가 불편하다는 메시지를 보내고 있는 것이다.

두 번째는 '수면의 질'이다. 아이가 잘 자다가 자꾸 깨거나, 깊은 잠을 이루지 못하고 뒤척이는 날이 늘어났다면, 이는 피부뿐 아니라 몸 전체의 리듬이 흔들리고 있다는 신호일 수 있다. 특히 아토피 아이들은 피부 자극뿐 아니라 정서적인 긴장에도 수면이 영향을 받기 때문에, 수면 상태는 피부와 감정 상태를 동시에 반영하는 창이라고 할 수 있다.

세 번째는 '눈에 잘 띄지 않는 피부 변화'다. 발진처럼 뚜렷하진 않아도, 특정 부위가 건조해지거나, 각질이 생기거나, 옅은 붉은 기운이 돌기 시작한다면, 이는 피부가 다시 외부 자극에 민감하게 반응하고 있다는 초기 사인일 수 있다. 팔꿈치 안쪽, 무름 뒤, 뺨이나 목 주변처럼 얇고 접히는 부위는 가장 먼저 변화를 보여주는 곳이기도 하다.

이러한 신호들은 격렬하게 울리는 경고음이 아니라, 조용하고 부드러운 속삭임처럼 다가온다. 그래서 무심히 지나치기 쉽고, 눈에 보이지 않으니 대수롭지 않게 넘기기 쉽다. 하지만 이 미세한 신호들에 제때 반응하지 않으면, 작은 균열이 큰 재발로 이어질 수 있다.

## 균형 잡힌 생활 리듬의 지속

회복기 아이의 피부는 어느 정도 안정되었지만, 여전히 자극에 민감한 상태다. 자극이 줄어들면 편안해지고, 생활 리듬이 흐트러지면 쉽게 흔들리는 이 시기의 피부는 마치 바람이 잦아든 연못처럼 조용하지만, 그 아래로는 여전히 작은 파동이 일고 있다. 그래서 회복기의 가장 중요한 과제는 생활 속 균형을 무너뜨리지 않는 것, 다시 말해 안정적인 리듬을 유지하는 일이다. 필자는 아이의 하루를 네 가지 리듬으로 나누어 설명하곤 한다. 수면, 식사, 활동(놀이), 정서. 이 네 가지의 조화가 맞춰질 때 아이의 몸은 긴장을 풀고, 피부 역시 편안함을 유지할 수 있다. 특히 회복기에는 하루하루의 생활 흐름이 일정하게 유지되는 것이 피부 안정에 큰 영향을 미친다. 어떤 날은 늦게 자고, 어떤 날은 과도한 자극을 받는 등 생활이 불규칙해지면, 면역계도 함께 흔들리기 때문이다.

첫째, 수면 리듬은 면역 균형의 기본이다. 밤 10시 이전에 잠드는 습관, 일정한 취침, 기상 시간, 어두운 조명과 전자기기 없는 조용한 잠자리 등은 피부 회복을 돕는 중요한 조건이다. 피부는 밤에 재생되고, 면역 시스템 역시 깊은 잠 속에서 회복된다. 회복기의 피부가 다시 예민해지는 가장 흔한 원인 중 하나는 바로 수면 부족이다. 늦게 잠들거나 숙면을 방해받은 날, 아이가 더 자주 긁고, 자고 일어나면 피부가 뻣뻣하게 느껴지는 경우를 많은 부모들이 경험한다.

둘째, 식사 리듬도 단순한 영양 공급 그 이상이다. 같은 시간에 식사하고, 천천히 씹어먹고, 식후 물을 충분히 마시는 습관은 장 기능을 안정시키고, 장-피부 축의 흐름을 바로잡는다. 회복기에는 무리한 식이 제한보다는, 자연식 위주의 식단을 꾸준히 유지하면서 아이가 음식에 안정감을 느끼도록 돕는 것이 중요하다. 특정 음식을 다시 시도해 보는 '재도입' 과정이 필요할 경우에도, 이 리듬이 안정된 상태에서 천천히 접근해야 아이의 몸이 혼란을 느끼지 않는다.

셋째는 놀이와 활동의 리듬이다. 아토피 아이는 피부 걱정 때문에 실내에만 머무는 경우가 많지만, 햇빛, 흙, 땀, 바람과 같은 자연 자극은 오히려 면역계를 튼튼하게 해주는 요소가 될 수 있다. 중요한 것은 자유로운 놀이를 허용하되, 지나친 피로가 쌓이지 않도록 도와주는 것이다. 땀이 난 뒤에는 부드럽게 닦아주고, 더운 날에는 시원한 그늘에서 쉬는 시간도 필요하다. 활동의 강약을 아이와 함께 조절하는 습관은 몸의 리듬뿐 아니라 자기 조절 능력까지 키워준다.

마지막으로, 정서적 리듬은 피부에 가장 깊은 영향을 준다. 하루의 흐름 속에서 아이가 충분히 사랑받고 있다고 느끼는지, 불안하거나 지적당하고 있다는 생각이 들지 않는지 돌아보는 일이 필요하다. 아침에 눈을 뜰 때, 밥을 먹을 때, 놀이 중에, 잠자기 전 하루 중 수많은 순간들이 아이의 정서를 형성하고, 이는 그대로 면역 반응에 영향을 미친다. 부모가 하루에 단 10분이라도 아이의 눈을 마주하고 "오늘 어땠어?", "지금 어떤 기분이야?" 하고 물어주는 태도는, 피부를 위한 가장 부드러운 치료 중 하나다.

## 일상 속 조율자, 부모의 역할

회복기의 핵심은 반복이다. 이미 피부는 한 차례의 위기를 넘기고 안정을 되찾는 법을 배웠다. 이제 부모의 역할은 그 흐름을 계속 지켜주는 '생활 리듬의 조율자'로 전환된다. 불을 끄고 나서 다시 타오르지 않도록 잔열을 관리하는 일처럼, 회복기의 관리 역시 겉으로는 조용해 보이지만 내면의 섬세한 손길이 필요하다.

조율자의 역할은 통제와는 다르다. 아이의 모든 행동을 통제하려 들면 오히려 정서적 긴장과 스트레스를 높이게 된다. 그보다는 아이의 반응을 관찰하고, 리듬이 살짝 어긋나려 할 때 부드럽게 균형을 되돌려주는 감각이 중요하다. 다시 말해 부모는 앞서서 끌고 가는 사람이 아니라, 아이의 흐름을 곁에서 지켜보며 조용히 방향을 잡아주는 사람이다.

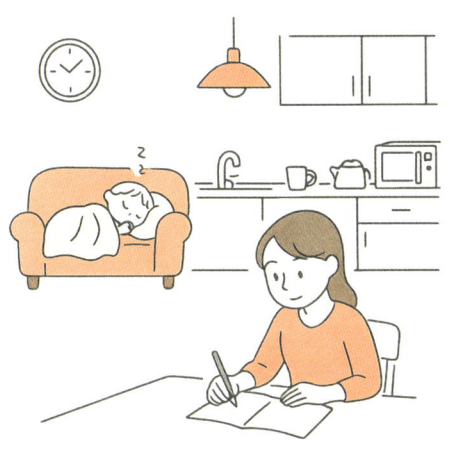

예를 들어, 아이가 요즘 들어 조금 더 자주 긁는다거나, 밤에 잠을 자주 깨기 시작했다면, 부모는 "요즘 알레르기 반응이 있는 음식을 먹고 있는지", "요즘 피부가 불편한가 봐"라며 생활 속 변화를 점검해 본다. 최근 땀이 많았는지, 실내 공기가 건조했는지, 간식의 종류가 바뀌었는지, 혹은 스트레스를 받을 만한 일이 있었는지를 하나하나 되짚어 보는 것이다. 이처럼 부모가 먼저 상황을 점검하고 작은 조치를 취해주면, 아이는 큰 흔들림 없이 다시 제자리로 돌아올 수 있다.

이 조율에는 부모의 직감과 경험이 큰 힘이 된다. 회복기를 경험한 부모는 이미 아이의 피부가 보내는 언어를 어느 정도는 읽을 수 있게 되었다. "이 정도면 크림 한 번 더 발라주면 괜찮겠어", "오늘은 기분이 들떠 있었으니, 잠들기 전에 책 한 권 읽으며 마음을 가라앉히자" 같은 작은 판단들이 바로 회복기 조율자의 결정이다. 이 판단은 전문 지식보다는 아이와 함께한 시간이 쌓인 결과에서 비롯된다.

때로는 조율자가 '중재자'가 되기도 한다. 가족 간의 갈등, 형제자매 간의 경쟁, 외부의 무심한 말 한마디가 아이의 정서에 미묘한 영향을 줄 수 있다. 이런 경우 부모는 아이의 편에서, 감정을 읽어주고 상황을 정리해 주는 역할을 한다. "오늘 유치원에서 속상했구나", "엄마는 네 편이야"라는 짧은 말이 아이의 긴장을 풀고, 정서적 균형을 되찾게 도와준다. 감정이 안정되면 피부도 함께 진정되는 것은 아토피를 오래 경험한 부모들이 공통적으로 말하는 체감이다.

중요한 건, 이 모든 조율의 방식이 부모의 부담이 되어서는 안 된다는 점이다. 부모 자신이 지치고 긴장하면, 아이 역시 그 감정을 그대로 받아들이게 된다. 조율자에게도 휴식이 필요하다. 완벽하게 모든 균형을 맞추려고 애쓰기보다, 80%만 지켜도 충분하다는 마음으로 접근해야 한다. 아이의 회복력은 생각보다 강하고, 부모의 작은 실수에 금세 무너지지 않는다.

필자는 부모가 '관리자'에서 '조율자'로 변화하는 이 과정을, 아토피를 함께 살아가는 가장 이상적인 단계라고 생각한다. 아이도 점차 자신의 몸을 인식하고, 스스로 신호를 표현하는 법을 배우기 시작한다. 그 표현에 귀 기울이며 아이와 함께 생활을 조율해 가는 과정은, 단순한 관리 이상으로 아이의 자율성과 회복력을 키우는 교육이 되기도 한다.

## 우리만의 리듬 만들기

이제 중요한 건 '완벽한 피부'나 '다 나았다'는 확신이 아니다. 균형을 찾아가는 과정 자체를 가족의 일상으로 정착시키는 것이다. 가끔은 흐트러질 수도 있고, 실수도 생길 수 있다. 그럴 때마다 다시 원래의 생활로 돌아올 수 있는 유연함이 회복의 핵심이다.

아토피를 겪는 많은 부모들의 과정을 지켜보며 분명해진 것이 있다. 회복은 단번에 이루어지는 변화가 아니라, 반복과 관찰, 조율 속에서 서서히 몸에 익는 과정이라는 점이다. 아이의 몸은 자신만의 회복 속도를 갖고 있고, 부모는 그 속도에 맞추어 걸어가는 동반자다. 어떤 날은 다시 뒤로 물러서기도 하지만, 그 안에서도 아이는 '어떻게 회복해야 하는지'를 배우고, 부모는 '어떻게 흔들림 없이 곁을 지킬 수 있는지'를 익히게 된다.

회복기란, 일상의 루틴이 부담이 아니라 삶의 일부분이 되는 전환점이다. 아침에 일어나 보습을 하고, 자극이 덜한 옷을 입히고, 음식을 고를 때 자연스레 성분을 살피는 일, 이런 사소해 보이는 행동들이 쌓여 아이의 피부를 안정시키고, 나아가 가족 모두의 삶의 결을 조금씩 바꾸어 간다. 이 리듬은 '노력'이라기보다 '배어든 습관'에 가깝다.

중요한 건, 이 리듬이 우리 가족에게 맞는 방식으로 꾸려져야 한다는 것이다. 누군가의 성공 사례를 그대로 따라 하는 것이 아니라, 우리 아이의 피부가 어떻게 반응하는지를 관찰하고, 우리 집의 생활 구조와 맞물리도록 맞춤형 루틴을 만들어야 한다. 아이의 회복력과 가족의 감당 가능성을 함께 고려한 리듬이야말로 가장 오래 지속될 수 있다.

회복은 어느 날 갑자기 완성되는 결과가 아니라, 지금 이 순간에도 차근차근 쌓여가는 과정이다. 그리고 그 과정의 한가운데에서, 우리는 우리만의 리듬을 만들어 가고 있다. 천천히 그러나 확실하게. 매일의 선택이 아이의 피부에, 가족의 삶에, 그리고 부모 자신의 마음에도 건강한 변화를 남기고 있다.

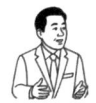 **김원대 박사의 조언**

**회복은 끝이 아닌 시작입니다.**

증상이 가라앉은 지금부터가 진짜 관리의 출발점입니다. 피부가 좋아졌다고 치료가 끝난 게 아니라, 다시 악화되지 않도록 생활 속 균형을 잡아가는 훈련을 계속해야 합니다. 회복기는 불이 꺼진 뒤 잔불을 살피는 시간이라고 비유할 수 있습니다. 작은 신호도 놓치지 않고 섬세하게 조율하는 꾸준함이 중요합니다. 안도의 마음과 재발에 대한 두려움이 공존하는 이 시기를 현명하게 보내면 아이의 피부는 한층 더 단단해집니다.

 **이렇게 해보세요**

☐ 아침과 저녁으로 아이 피부 상태를 확인하고 작은 변화도 기록한다.
☐ 피부가 좋아진 후에도 보습, 실내 온습도 유지 등 생활 관리를 꾸준히 계속한다.
☐ 아이의 상태에 맞춰 우리 가족만의 생활 루틴을 만들고 지속적으로 조율한다.
☐ 간지러움 등 재발 징후가 보이면 당황하지 말고 원인을 차분히 살핀 후 바로 대처한다.
☐ 부모 스스로 "우리는 잘하고 있어"라고 마음속으로 격려하며 지나친 걱정을 피한다.

# 7장

# 환경 자극에 덜 흔들리는 피부 만들기

## 다시 뒤집힌 피부, 소율이의 그날 밤

소율(가명)이는 여섯 살, 한동안은 정말 괜찮았다. 밤새 긁던 모습도 줄고, 아침이면 피부가 한결 깨끗해져 있었다. 엄마도 이제 조금은 숨을 돌릴 수 있을 것 같았다. 매일 아침 저자극 보습제를 발랐고, 음식도 조심했고, 집 청소며 세탁도 게을리하지 않았다. 소율이의 볼은 이제 거의 정상 피부처럼 보였다. 그런데 바로 어젯밤, 갑자기 피부가 다시 붉어지기 시작했다.

처음엔 단순한 홍조려니 생각했다. 하지만 저녁이 깊어지며 소율이는 자꾸만 팔과 다리를 긁었다. "간지러워…" 하며 몸을 뒤척이는 아이를 보며, 엄마는 다시 마음이 무너져 내리는 걸 느꼈다. '왜 또 이럴까? 내가 뭘 놓친 걸까?' 하루 종일 나름대로 완벽하게 관리했다고 믿었던 터라 더 당황스러웠다. 낮 동안 특별한 음식도 없었고, 실내 온도와 습도도 괜찮았다. 그런데 저녁 무렵 바람이 많이 불어 창문을 잠시 열었던 게 떠올랐다. 봄날의 미세먼지와 꽃가루가 섞인 바람이 아이에게 영향을 준 건 아닐까 하는 생각이 들었다.

그날 밤 소율이는 잠들지 못하고 몇 번이나 깨며 몸을 비볐다. 엄마는 옆에서 조용히 아이의 이마를 쓰다듬으며 속으로 수없이 자신을 탓했다. 하지만 문득, 필자의 말이 떠올랐다. "이건 엄마의 잘못이 아닙니다. 환경은 우리가 완전히 통제할 수 없는 변수입니다." 그래, 아이 피부가 갑자기 흔들린 건 자연스러운 반응일 수 있다. 그동안 잘해왔고, 이번에도 다시 회복할 수 있을 것이다.

필자는 아토피 관리에서 가장 중요한 자세는 '모든 자극을 없애는 것이 아니라, 자극에 흔들려도 다시 회복하는 힘을 기르는 것'이라고 말한다. 환경은 늘 변한다. 우리가 꽃가루를 막고, 바람을 멈추게 할 수는 없다. 하지만 그 환경에 노출되더라도 피부가 다시 제자리를 찾아가는 '회복 탄력성'은 충분히 키워줄 수 있다. 실제로 소율이도, 그다음 날 아침엔 조금 진정된 얼굴로 눈을 떴다. 엄마는 그 모습을 보며 다시 한 번 다짐했다. 무조건 막기보다, 다시 회복할 수 있도록 돕는 것.

## 계절과 기후에 흔들리지 않도록

그날 밤 이후, 엄마는 아이의 피부가 다시는 그렇게 무너지지 않게 하겠다고 마음먹었다. 하지만 마음만으로 되는 일은 아니었다. 하루 이틀 뒤 피부가 진정되자, 소율이는 다시 평소처럼 지냈고, 엄마도 서서히 마음의 긴장을 풀었다. 그러다 어느 봄날, 창밖으로 부드러운 바람이 불던 날 오후, 아이의 볼이 또 붉어지기 시작했다. 이번엔 당황하지 않았다. 이전처럼 무조건 자책하기보다, 아이의 하루를 천천히 되짚어 보았다. 낮 동안 열린 창문, 꽃가루 예보, 오후 외출 등 작은 조각들이 퍼즐처럼 맞취졌다.

이전 같으면 "피부가 왜 또 이러지?"라며 원인을 몰라 헤맸을 상황. 이제는 다르게 다가왔다. 아이의 피부는 계절의 변화를 누구보다 먼저 느끼고 반응한다는 사실을, 이제 엄마는 알고 있었다. 그래서 봄에는 창문을 열기 전 젖은 천으로 방충망을 덮고, 미세먼지 예보를 확인하는 것이 일상이 되었다. 외출이 있었던 날엔 집에 돌아오자마자 손과 얼굴을 씻기는 것, 환기 시간은 짧고 공기 질이 좋은 시간대로 제한하는 것. 소소한 변화들이 쌓이며, 아이의 피부는 봄이라는 계절과 조금씩 익숙해지기 시작했다.

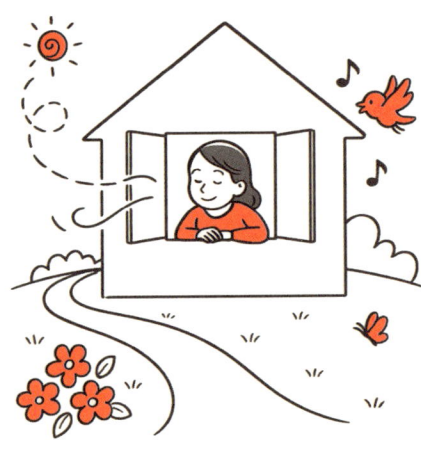

여름의 문제는 땀이었다. 놀다 들어온 저녁, 땀으로 젖은 등과 목 뒤, 무릎 안쪽에 붉은 발진이 올라오기 시작했다. 이번에도 다르지 않았다. 땀을 흘리는 것은 자연스러운 일. 하지만 남겨두는 건 다르다는 걸 알고 있었다. 부드러운 수건으로 땀을 닦아내고, 가볍게 샤워를 시키고, 보송한 면 옷으로 갈아입히는 루틴이 그날 밤의 평온을 지켜주었다. 무더운 날엔 외출 시간을 조절하고, 강한 햇빛을 피하는 것도 자연스러운 대응이 되었다.

계절이 바뀌면 피부도 함께 반응한다. 가을의 큰 일교차와 겨울의 건조한 공기 속에서, 피부는 수분을 잃고 쉽게 거칠어진다. 난방기 아래에서 자고 난 어느 아침, 소율이의 볼에 하얗게 각질이 일어난 것을 본 순간, 엄마는 다시 삶의 리듬을 조정했다. 습도를 유지하려 방 안에 젖은 수건을 걸고 가습기를 틀었으며, 잠들기 전에는 한 겹 더 두툼한 보습제를 덧바르는 습관을 들였다. 외출할 때는 바람이 직접 닿지 않도록 목도리와 모자, 손등을 덮는 옷차림으로 보호했다. 이전보다 훨씬 부드럽고 조심스러운 리듬으로 하루를 보내게 되었다.

계절은 늘 바뀌고, 날씨도 계속 변한다. 하지만 그 안에서 아이의 피부를 지키는 일은 불가능하지 않다. 그저 미리 알고, 준비하고, 반복하는 일일 뿐이다. 피부가 새로운 환경에 적응할 시간을 주는 것—완전히 막기보다, 놀라지 않도록 덜 자극하는 것. 그렇게 맞이한 바람은 더 이상 낯설지 않고, 햇살도 조절 가능한 요소가 되었다.

## 생활 속 작은 자극에도 흔들리지 않는 피부

아이가 긁지 않는 날이 이어지면 안도감이 찾아오지만, 오히려 이 시기야말로 미세한 변화에 더 주의를 기울여야 할 때다. 특별한 자극 없이도 피부는 조용히 흔들릴 수 있다. 이럴 때 필요한 건 새로운 조치보다, 기존 패턴을 되짚고 정비하는 일이다. 최근 세탁 세제를 바꾸지는 않았는지, 새 옷을 입히기 전에 세탁을 건너뛰지는 않았는지, 수건이 거칠게 바뀌진 않았는지, 피부가 안정되었을 때부터 반복해 오던 그 '작은 습관'들을 지금도 그대로 유지하고 있는지를 돌아보게 된다.

목욕도 마찬가지다. 회복기에 접어들면 자칫 긴장이 풀려 씻는 방식이 느슨해지기 쉽다. 하지만 피부는 여전히 예민한 기억을 간직하고 있다. 물의 온도, 세정제의 양, 보습의 타이밍—이 모든 요소가 조금만 달라져도 피부는 그 변화를 감지한다. 어떤 날은 씻고 나서 보습을 깜빡한 것만으로도, 다음 날 피부가 뻣뻣해지고 건조해지는 경험을 하게 된다.

특별한 관리보다 중요한 건, 어제와 같은 오늘을 반복하는 것이다. 햇볕 아래에서 놀았던 날엔 저녁에 수분을 더 신경 쓰고, 낯선 환경에 다녀온 날엔 아이의 몸 전체를 한 번 더 살펴보는 감각. 작은 이상이 눈에 띄기 전에, 생활 속 흐름을 조용히 조정하는 능력. 그것이야말로 아토피 관리에서 부모가 길러야 할 가장 중요한 감각이다.

결국 피부를 지키는 건, 위기 대응보다 일상의 안정이다. 갑자기 뒤집히는 피부보다, 서서히 반응하는 피부가 더 어렵게 느껴지는 이유도 여기에 있다. 반응이 크지 않기에 놓치기 쉽고, 놓친 만큼 회복엔 더 시간이 걸린다. 그래서 오늘도 변함없이 같은 보습을 하고, 익숙한 옷을 입히고, 무향의 세제를 사용하는 일—이 반복이 곧 방패가 된다.

## 가장 기본적인 루틴, 목욕과 보습

피부 상태가 나아졌다고 느껴질수록, 루틴에 소홀해지기 쉽다. "이젠 예전처럼 조심스럽게 씻기지 않아도 괜찮을까?", "보습제도 가끔은 건너뛰어도 되지 않을까?" 이런 생각이 들기도 한다. 하지만 이 시기는 긴장을 푸는 때가 아니라, 기본을 꾸준히 지켜야 할 때다.

목욕은 피부를 정리하고 안정시키는 가장 기본적인 시간이다. 하루 동안의 먼지, 땀, 보이지 않는 자극을 씻어내는 것만으로도 피부는 편안함을 느낀다. 특히 아이가 바깥에서 활발히 논 날엔, 미지근한 물로 간단히 씻기는 것만으로도 충분하다. 물의 온도는 37도 내외, 시간은 5~10분 정도가 적당하다. 꼭 필요한 부위만, 자극 없는 세정제를 소량 사용해 부드럽게 닦아주고, 거품이 많은 제품은 피하는 것이 좋다. 목욕 후에는 물기를 문지르지 말고, 부드럽게 눌러 닦는다.

그리고 이 짧은 목욕의 마무리는 언제나 보습이다. 피부가 따뜻할 때, 수분이 날아가기 전 3분 안에 보습제를 바르는 것—익숙한 동작이지만 피부 회복에는 결정적인 순간이다. 낮 동안의 자극을 정리하고, 밤사이 피부를 보호하는 중요한 준비이기 때문이다.

계절에 따라 보습의 질감도 달라져야 한다. 여름처럼 더운 날에는 가벼운 로션, 건조한 계절이나 밤에는 한 겹 더 무거운 크림을 덧바른다. 목, 팔꿈치 안쪽, 무릎 뒤처럼 접히는 부위는 자주 확인하고, 집중적으로 발라야 한다. 아이가 바르기를 거부할 땐, 보습제를 미리 차갑게 식히거나, 부드럽게 마사지하듯 문지르며 '놀이'처럼 접근해보는 것도 좋다.

이 모든 과정은 단순하지만 결코 가볍지 않다. 피부는 하루하루의 반복 속에서 조금씩 회복의 기반을 다진다. 어떤 날은 바빠서 건너뛰기도 하지만, 중요한 건 다음 날 다시 제자리에 돌아오는 일이다. 끊기지 않는 루틴, 그 일상의 반복이 피부 장벽을 조금씩 단단하게 만든다.

## 자극을 견디는 피부, 생활 리듬이 만든다

피부가 한동안 잠잠하다는 건, 그동안 해온 생활이 잘 맞아떨어졌다는 신호이기도 하다. 잠자리에 들기 전 따뜻한 물로 짧게 씻기고, 촉촉한 보습을 해주고, 부드러운 잠옷을 입혀주는 일. 정해진 시간에 밥을 먹고, 밖에서 햇볕을 쬐며 놀고, 피곤해지면 스르 잠드는 리듬. 그렇게 반복된 하루하루가 쌓이며, 피부는 조금씩 강해진다.

처음엔 자극에 쉽게 반응하던 피부가 이제는 작은 변화에도 덜 흔들린다. 먼지 날리는 날 창문을 열었어도, 새로운 간식을 먹었어도, 예전처럼 바로 뒤집히지 않는다. 분명히 피부는 달라졌다. 그리고 그 변화는 어느 한순간의 노력 때문이 아니라, 생활 속에서 몸에 밴 리듬 덕분이다.

이 리듬은 정해진 틀이라기보다, 아이의 하루를 흐르듯 안정시켜 주는 구조다. 과하지도, 부족하지도 않게. 규칙적인 식사 시간, 충분한 수면, 적당한 활동량, 그리고 감정이 크게 요동치지 않는 분위기. 아이가 예측 가능한 하루를 살수록, 피부도 그에 맞춰 안정된 반응을 보인다. 결국 피부는 몸 전체가 얼마나 조화롭게 살아가는지를 보여주는 창이기 때문이다.

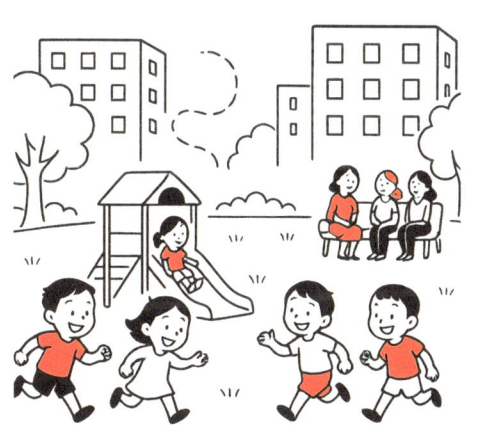

지금 우리 아이가 조금씩 더 건강해지고 있다면, 그것은 피부에 무언가를 더 했기 때문이 아니라, 생활에서 무언가가 균형을 이루기 시작했기 때문이다. 이 균형은 하루 만에 만들어지지 않는다. 하지만 오늘 하루, 다시 같은 시간에 보습을 하고, 같은 시간에 불을 끄고, 같은 말로 아이의 하루를 마무리했다면, 그건 분명 피부를 위한 가장 깊은 치료가 된다.

## 흔들려도 괜찮아

아토피와 함께하는 일상은 늘 조심스럽다. 괜찮아졌다고 느낄 때 다시 반응이 나타나면, 부모는 자신을 먼저 탓하게 된다. 하지만 회복은 직선이 아니고, 흔들림은 실패가 아니다.

아이는 매일 자라고, 매일 새로운 자극을 경험한다. 피부가 가끔 흔들리는 건 자연스러운 일이다. 중요한 건, 다시 돌아올 수 있는 힘이다. 반복해온 패턴과 익숙한 생활은 아이의 몸에 기억으로 남아, 스스로 균형을 찾아가는 기반이 된다. 한두 번의 긁음이나 하루 이틀의 건조함이 곧장 심한 악화로 이어지지 않는 이유도 그 힘 덕분이다.

그래서 흔들림은 두려움의 신호가 아니라, '조율이 필요한 때'라는 몸의 언어로 받아들일 수 있다. 오늘 아이가 조금 더 긁는다면, 어제보다 무엇이 달라졌는지 가볍게 떠올려보면 된다. 잠이 부족했는지, 땀을 많이 흘렸는지, 감정적으로 예민한 일이 있었는지. 원인을 찾을 수 있다면 좋고, 그렇지 않더라도 괜찮다. 중요한 건, 다시 균형을 향해 조용히 방향을 틀 수 있다는 사실이다.

그저 오늘도 어제처럼 다시 보습제를 바르고, 익숙한 루틴을 반복해주는 일. 그 소소한 반복은 아이의 피부에 "괜찮아질 수 있다"는 신호로 남는다. 완벽한 회복이 아니어도, 다시 균형을 찾아갈 수 있다면 그것으로 충분하다. 흔들려도 괜찮다. 돌아올 수 있다면, 그걸로 된다.

## 환경을 두려워하지 않고 살아가는 힘

아이는 여전히 예민한 피부를 가지고 있고, 환경은 여전히 예측할 수 없는 변수로 다가온다. 하지만 그 사이에서 달라진 것이 있다. 피부 자체보다, 피부를 받아들이는 방식이 바뀌었다는 점이다.

생활은 계속된다. 매일 보습제를 바르고, 날씨에 맞춰 옷을 고르고, 잠들기 전 습도를 확인하는 일. 하지만 이제 이 반복은 통제가 아닌 일상의 일부가 되었다. 아이의 피부가 조금씩 단단해지고, 부모의 마음이 조금씩 가벼워지는 것을 느끼며, 이 반복은 작은 성취로 이어진다.

계절이 지나고 또 계절이 바뀌는 동안, 가족은 환경을 '막아야 할 대상'이 아니라 '함께 조율하며 살아가는 조건'으로 받아들이게 된다. 피부는 삶의 일부이고, 아토피는 그 삶 속에서 다듬어가는 하나의 리듬이다.

아이가 바깥바람을 무서워하지 않고 뛰어놀 수 있는 날이 왔을 때, 부모는 알게 된다. 그동안의 하루하루가 헛되지 않았음을. 그리고 그 힘은 누가 대신 만들어주는 것이 아니라, 가족이 함께 쌓아온 시간 속에 있다는 것을.

이제는 바람이 불어도 괜찮다. 꽃가루가 날려도, 기온이 갑자기 내려가도 괜찮다. 환경을 두려워하지 않고 살아가는 힘은, 피부에 남은 자극이 아니라, 그 안에서 다시 균형을 찾아가는 아이의 몸과, 곁을 지켜주는 부모의 손끝에 담겨 있다.

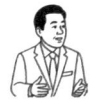 김원대 박사의 조언

**환경을 두려워하지 않고 살아가는 힘이 필요합니다.**

아토피 관리로 아이의 피부는 점차 환경 변화에 덜 흔들리게 되고, 부모도 더 이상 날씨와 먼지 소식에 지나치게 불안해하지 않게 됩니다. 매일 보습하고 날씨에 맞춰 옷을 입히는 작은 실천들이 쌓여 아이 피부의 회복력을 키웠기 때문입니다. 이제 바람이 불고 꽃가루가 날려도 "이 정도는 괜찮아" 하고 넘어갈 수 있을 만큼, 부모와 아이 모두 환경을 대하는 마음의 여유가 생깁니다.

 이렇게 해보세요

☐ 매일 날씨와 미세먼지 예보를 확인해 두고, 환경 상태에 맞는 피부 보호 대비책을 마련한다.
☐ 아이에게 땀이나 먼지 등 자극이 많이 닿은 날은 돌아와 바로 깨끗이 씻긴 후 보습한다.
☐ 실내에만 머무르지 말고 적당한 야외 활동을 통해 아이 피부의 환경 적응력을 키운다.
☐ 아이에게 날씨 변화에 대처하는 요령을 알려주고 "이럴 땐 이렇게 하면 돼"라고 안심시킨다.
☐ 환경 요인으로 피부가 흔들릴 때는 지금까지 쌓아온 회복력을 믿고 침착하게 대응한다.

8장

스트레스와 감정,
보이지 않는 트리거

## 아이의 감정도 영향을 미친다

아토피 피부염을 앓는 아이의 피부 상태는 때로 이유를 알 수 없는 변화로 부모를 당황하게 만든다. 음식, 환경, 생활습관 까지 세심하게 관리했음에도 불구하고, 갑자기 피부가 악화되는 순간이 찾아온다. 부모는 밤새 원인을 곱씹으며 고민하지만, 이미 눈에 보이는 자극들은 대부분 제거했다고 믿고 있기에 더욱 답답함이 커진다.

그렇다면 무엇이 아이의 피부를 다시 흔들어 놓는 것일까? 그 해답은 바로 '보이지 않는 트리거', 즉 스트레스와 감정일 수 있다. 아이의 정서 상태, 불안, 긴장, 걱정처럼 눈에 보이지 않는 마음의 변화는 피부에 무형의 불씨로 작용할 수 있다.

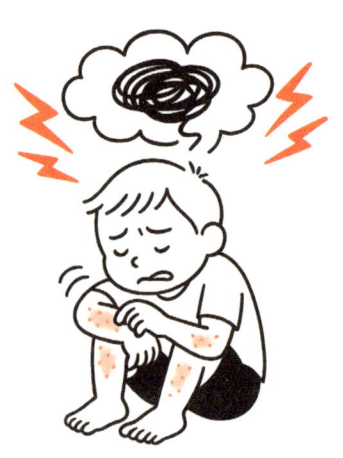

앞서 아토피를 "몸의 언어"라고 설명했듯이, 말로 표현되지 않은 감정이 피부 증상이라는 방식으로 드러나는 경우를 우리는 종종 경험하게 된다. 겉으로는 평온해 보이지만, 속으로 울고 있는 아이의 마음이 피부를 통해 조용히 신호를 보내는 것이다.

이러한 연결고리를 부모가 놓치게

되면, 아무리 좋은 음식을 먹이고, 청결한 환경을 유지한다 해도 치료는 일정한 한계에 부딪히게 된다. 피부에만 집중하는 접근은 겉모습만 다듬을 뿐, 정작 그 증상을 일으킨 '깊은 곳의 요인'은 여전히 남아 있기 때문이다.

## 정서는 몸과 마음의 연결고리다

피부와 우리 뇌는 생각보다 긴밀하게 연결되어 있다. 아이가 놀라거나 무서움을 느낄 때 얼굴이 하얘지거나, 부끄러울 때 귀까지 빨개지는 모습을 떠올려 보자. 이처럼 감정의 변화는 곧바로 피부 반응으로 이어질 수 있다. 아토피 피부염도 예외는 아니다. 심리적인 스트레스와 정서적 긴장은 피부의 균형을 흔들고, 그 결과로 염증이나 가려움이 심해질 수 있다.

실제로 여러 연구에서 심리적 스트레스가 아토피 증상을 악화시킨다는 점이 반복적으로 확인되고 있다. 특히 갑작스러운 흥분이나 불안보다, 일상 속에서 조금씩 쌓이는 만성 스트레스가 아이의 피부에 더 깊은 영향을 미친다는 보고도 있다.

그렇다면 왜 마음의 상태가 피부에까지 영향을 주는 걸까? 아이가 스트레스를 받으면, 몸은 마치 위기 상황에 대비하듯 긴장 상태로 전환된다. 이때 뇌에서는 긴장을 높이는 물질이 분비되고, 온몸은 깨어 있는 듯 예민한 상태가 된다. 짧은 시간이라면 몸이 잘 견뎌내지만, 이런 반응이 자주 반복되면 점점 균형이 무너지기 시작한다. 몸을 지키는 힘이 흔들리면서 피부도 점점 약해지고, 평소엔 괜찮았던 환경에도 쉽게 염증이 생기거나 가려움이 심해지는 것이다.

## 스트레스는 사회의 보이지 않는 위험

오늘날 아이들이 겪는 아토피는 단순한 자극 반응만으로 설명되지 않는다. 겉보기엔 풍요롭고 안전해 보이는 환경 속에서도, 아이의 몸과 마음은 끊임없는 자극과 긴장에 노출되어 있다. 스마트폰과 TV 화면에서 흘러나오는 뉴스, 쉴 틈 없는 학습 일정, 끝없는 비교와 경쟁의 문화는 아이를 하루 종일 깨어 있게 만든다. 눈에 띄지 않지만 반복되는 긴장은 결국 몸의 리듬을 무너뜨리고, 피부를 예민하게 만든다.

과거 농경 사회처럼 하루가 단순하게 흘러가던 시대에는, 아이들이 겪는 스트레스도 일시적이고 단발적이었다. 하지만 지금은 다르다. 우리 아이들은 마음이 쉴 틈 없이 긴장하는 삶을 당연하게 받아들이고 있는 시대에 살고 있다. 이런 만성적인 정서 자극의 축적은 피부라는 창을 통해 드러난다.

또한, 아이가 느끼는 스트레스는 단지 개인적인 것이 아니다. 부모 세대가 겪어온 생활 방식과 정서적 패턴 역시 아이에게 고스란히 전해질 수 있다. 실제로 부모 모두가 아토피를 앓았던 경우, 아이가 아토피 증상을 보일 가능성이 훨씬 높다는 연구 결과도 있다. 필자는 이 현상을 단순한 '유전'이라기보다, 삶의 방식이 다음 세대에 전이된 결과라고 본다.

부모가 살아온 빠듯하고 긴장된 생활 구조, 반복된 스트레스 반응, 무의식적인 정서 패턴이 아이의 환경과 감정에 영향을 주는 것이다. 다시 말해, 오늘날 아이의 피부에 나타나는 아토피는 사회와 가정이 함께 만든 감정의 축적물일 수 있다.

## 감정과 가려움의 악순환

스트레스와 피부 증상 사이에는 때때로 끊기 어려운 악순환의 고리가 형성된다. 아이가 정서적으로 불안하거나 예민해지면 피부 증상이 심해지고, 심해진 가려움은 다시 아이에게 또 다른 스트레스를 안겨준다. 밤새 긁느라 잠을 제대로 못 잔 아이는 다음 날 더 예민해지고 짜증이 많아지며, 그 감정 변화는 다시 피부를 자극한다. 이렇게 마음과 피부가 서로 되풀이하며 아이를 괴롭히는 상황은 생각보다 흔하다.

특히 가려움은 아이의 감정을 뒤흔드는 가장 직접적인 요인이다. 성인에게도 지속적인 가려움과 염증은 큰 스트레스지만, 말로 표현하기 어려운 아이들에게는 그 고통이 더욱 크고 복잡하다. 피부가 따갑고 간지러울 때 아이는 울거나 짜증을 내며 반응하지만, 그 안에는 말로 설명하기 힘든 좌절감과 분노, 슬픔이 담겨 있다. 문제는 이런 감정이 다시 몸에 스트레스로 작용해 증상을 더 악화시키는 '되돌이 고리'에 빠질 수 있다는 점이다. 또한 피부 증상 때문에 놀이터에서 친구들과 어울리기 어려워지거나, 다른 아이들과 다르다는 느낌을 받게 되면 자존감과 정서 상태는 더욱 위축된다. 마음이 위축되면 스트레스는 더 커지고, 피부는 그만큼 더 예민하게 반응한다. 이렇게 감정과 피부 반응이 서로를 자극하며 돌고 도는 악순환 속에서, 아이는 신체적으로도 정서적으로도 큰 소모를 겪게 된다.

## 감정 일지로 숨은 요인 찾기

아토피 피부염은 눈에 보이는 자극만으로 설명되지 않을 때가 많다. 특히 피부가 갑자기 악화되거나, 유독 가려움이 심한 밤이 있었다면 그날의 정서적 변화에 주목해볼 필요가 있다. 새로운 음식이나 격한 활동처럼 뚜렷한 변화 외에도, 아이가 유난히 예민하게 굴거나, 사소한 일에도 울거나 짜증을 냈던 순간들이 피부 반응의 단서가 될 수 있다.

이때 감정 일지는 정서적 요인을 파악하는 데 실질적인 도구가 된다. 하루 중 피부 변화가 있었던 시간과 함께, 아이의 감정 흐름이나 특이한 행동을 짧게 기록해보자. 예를 들어 "오후에 가려움 증가(6/10). 저녁 무렵 짜증 잦음. 유치원에서 친구와 말다툼"처럼 구체적으로 적는 방식이다. 늦은 취침, 낯선 환경 노출, 보호자와의 분리처럼 감정에 영향을 줄 수 있는 생활 변화도 함께 기록해두면 도움이 된다.

이런 식의 관찰과 기록을 며칠, 몇 주간 이어가다 보면 반복되는 패턴이 보일 수 있다. 예를 들어 "친구와 다툰 다음 날 피부가 예민해진다"는 식의 연결 고리를 발견하게 되는 것이다. 이는 그동안 막연히 추측하거나 놓쳤던 정서적 트리거를 명확히 인식하게 해준다.

무엇보다 감정 일지를 쓰는 과정은 아이의 감정을 바라보는 부모의 시선을 바꾸는 경험이 된다. 피부에만 집중했던 관심이 점차 마음으로 옮겨가고, 아이와 감정을 나누는 시간이 자연스럽게 늘어난다. 결국 감정 일지는 피부 반응을 추적하는 도구이자, 아이의 내면을 들여다보는 창이 된다. 그리고 이 창을 통해 부모와 아이는 함께 조금 더 건강한 생활 리듬에 가까워질 수 있다.

## 안정된 정서 루틴 만들기

예측 가능한 생활 패턴은 아이의 피부뿐 아니라 정서에도 깊은 영향을 미친다. 수면과 식사의 일정한 리듬이 몸의 균형을 잡아주듯, 하루를 안정적으로 반복하는 감정 루틴은 아이 마음의 긴장을 낮추는 데 중요한 역할을 한다. 반대로 일정이 들쭉날쭉하거나 환경 변화가 잦으면, 아이는 지속적인 긴장 상태에 놓이게 된다.

특히 하루의 시작과 마무리는 정서 안정의 핵심 구간이다. 예를 들어 취침 전, 미지근한 물로 짧게 씻기고 보습제를 발라주며 스킨십을 나누거나, 조용한 조명 아래 동화책을 함께 읽는 시간은 "이제 쉬어도 된다"는 신호를 아이에게 전달해준다. 아침에는 여유 있게 일어날 수 있도록 돕고, 부모의 따뜻한 인사나 가벼운 포옹 같은 간단한 접촉이 하루의 기분을 좌우하는 정서 자극이 된다.

또한 하루 중 짧게라도 아이와 감정을 나누는 시간을 마련하는 것도 효과적이다. 저녁 식사 후나 잠들기 전, 그날 있었던 일을 이야기하며 감정을 말로 풀어내는 습관은 아이가 스트레스를 쌓아두지 않도록 돕는다. 이 과정에서 부모가 먼저 자신의 감정을 나누면, 아이도 더 편안하게 자신의 마음을 표현할 수 있다.

놀이와 휴식도 정서 루틴의 중요한 축이다. 숙제나 치료 일정 사이에 마음껏 놀 수 있는 시간을 확보해주는 것은 단순한 여유가 아니라 정서 회복의 기반이다. 몸을 움직이거나 창의적인 활동을 통해 긴장을 해소하고 감정을 표현하는 경험은 아이의 자율성과 안정감을 함께 키워준다.

이처럼 하루를 일정한 흐름으로 이끌어주는 생활 구조는 아이에게 심리적 안전망이 되어 준다. 무엇이 일어날지 예측할 수 있는 환경 속에서, 아이는 불안 없이 하루를 받아들이고 마음을 내려놓을 수 있게 된다. 이러한 정서적 안정이 피부 회복에도 긍정적인 기반이 되어 준다.

## 감정을 표현하는 법 가르치기

아이들은 자기 감정을 인지하고 말로 표현하는 데 아직 미숙하다. 특히 어린아이일수록 배고픔이나 졸림 같은 기본적인 욕구조차 '짜증'이라는 형태로 나타내기 쉽다. 하물며 복잡한 불안, 분노, 슬픔 같은 감정은 스스로도 알아차리기 어려워하고, 어떻게 말해야 할지조차 모른다. 이런 아이에게 필요한 것이 바로 '감정 언어 훈련'이다. 감정 언어 훈련은 아이가 자기 마음을 말로 풀어낼 수 있도록 도와주는 과정이며, 단순한 의사소통 기술을 넘어서 정서적 긴장을 건강하게 해소하는 데 핵심적인 역할을 한다.

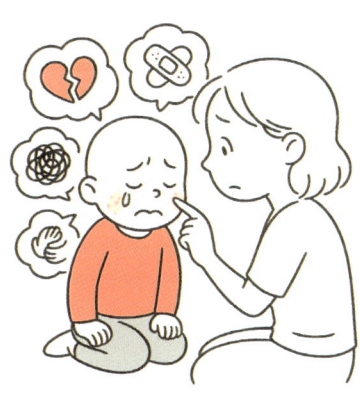

마음속 이야기가 말로 나오지 못하면, 그 억눌린 감정은 종종 신체 증상으로 흘러나오게 된다. 말 대신 몸이 먼저 반응하는 것이다. "가려워 죽겠어!"라고 소리치는 아이가, 사실은 "오늘 속상한 일이 있었어"라고 말할 수 있게 된다면, 아토피 관리의 방식은 전혀 다른 방향으로 전환될 수 있다. 감정이 언어로 안전하게 풀릴 수 있다면, 피부가 그 고통을 대신 떠안지 않아도 된다.

이를 위해 부모는 일상 속에서 아이의 감정 표현을 자연스럽게 이끌어 주는 여러 방법을 활용할 수 있다. 아이가 어떤 감정을 느낄 때 "그건 '화가 난 거야'", "지금 마음이 좀 답답하고 속상하구나"라고 감정에 이름을 붙여주는 것은 그 시작이다. 말 대신 감정 그림 카드나 표정 사진, 색깔을 활용하는 것도 좋다. "오늘 기분을 색으로 말하면 무슨 색일까?"라고 물으면, 아이는 언어보다 쉽게 자신의 상태를 표현할 수 있다. 감정을 글이나 그림으로 정리하게 해주는 것도 효과적이다. 글을 쓸 수 있는 아이는 짧은 감정 일기를, 더 어린 아이는 오늘 하루의 기분을 그림으로 그려보게 하자. 부모가 함께 그림을 보며 "이때 많이 속상했겠다"라고 공감해 주는 대화는, 아이에게 큰 위로와 안정감을 준다.

중요한 것은, 부모 스스로가 솔직하게 감정을 표현하는 모습을 자주 보여주는 일이다. "엄마도 오늘 회사에서 실수해서 속상했어" 같은 말은 아이에게 감정 표현이 자연스럽고 건강한 일이라는 인식을 심어준다. 부모가 감정을 언어화하는 모습은 아이에게 가장 가까운 교과서가 된다. 말은 기술이지만, 감정 언어는 관계 속에서 몸으로 익히는 법이기 때문이다.

## 부모의 마음 관리도 중요하다

아토피 아이를 돌보는 일상에서, 부모의 정서 상태는 아이에게 보이지 않는 영향을 끼친다. 아이는 부모의 표정과 말투, 분위기 하나에도 민감하게 반응하며, 부모의 긴장감은 고스란히 아이의 불안으로 이어질 수 있다. 감정은 단순한 배경이 아니라, 피부에도 작용하는 환경이다.

특히 피부가 갑자기 악화되었을 때, 부모가 당황하거나 다급한 반응을 보이면 아이는 더 불안해진다. 반대로 "괜찮아, 다시 관리하면 좋아질 거야"처럼 담담한 말 한마디는 아이의 마음을 안정시킨다. 아이는 부모의 태도를 통해 상황을 받아들이는 법을 배운다.

언어 역시 중요하다. "왜 자꾸 긁어!" 같은 말은 아이에게 죄책감을 심을 수 있지만, "오늘은 덜 긁었네", "네가 스스로 보습했구나"처럼 긍정적인 피드백은 아이의 자존감을 지켜주는 힘이 된다. 피부 상태와 상관없이 아이 그 자체를 있는 그대로 사랑한다고 표현하는 것도 잊지 말아야 한다.

부모 자신을 돌보는 일도 필요하다. 아토피 관리는 반복적이고 에너지가 많이 소모되는 일이기에, 부모 역시 지치기 쉽다. 충분한 수면과 교대 돌봄, 짧은 산책이나 취미 활동, 필요한 경우 전문가의 상담 등을 통해 감정을 환기할 여지를 마련해야 한다. 부모가 정서적으로 안정되어야 아이 역시 그 안에서 안심할 수 있다.

가정의 분위기도 영향을 준다. 갈등이나 긴장감이 아이의 정서에 영향을 미치지 않도록 하고, 웃음과 대화가 흐르는 따뜻한 공간을 의식적으로 만들어 가는 노력이 필요하다. 아토피는 가족 모두가 함께 감정적으로 성장해 나가는 과정이 될 수 있다.

## 마음의 치유, 피부의 회복

정서적인 돌봄이 아토피 회복에 미치는 영향은 결코 작지 않다. 마음속 이야기를 나누기 시작한 뒤 밤마다 이어지던 가려움이 줄어든 아이, 가족 간의 분위기가 달라지며 피부 상태도 안정된 사례는 낯설지 않다. 이런 변화는 단순한 우연이 아니다. 피부는 마음의 상태를 반영하며, 따뜻한 정서적 환경은 피부의 회복을 촉진시킨다.

보이지 않는 감정에도 연고가 필요하다. 피부를 돌보는 일은 곧 마음을 돌보는 일이기도 하다. 스트레스와 정서적 긴장을 함께 다루는 과정 속에서, 아이는 피부뿐 아니라 마음까지 회복할 수 있는 힘을 키워간다.

이 여정의 끝에서, 부모와 아이는 단지 병을 이겨낸 것이 아니라 서로의 마음을 더 깊이 이해하고 연결된 경험을 함께 나누게 된다. 아토피를 넘어서는 이 치유의 과정은, 결국 '관계의 회복'이라는 더 큰 완성을 향해 나아가는 길이 된다.

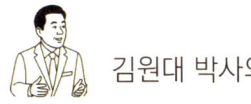 김원대 박사의 조언

## 환경을 두려워하지 않고 살아가는 힘이 필요합니다.

눈에 보이는 원인을 다 제거했는데도 아이 피부가 갑자기 뒤집힌다면, 보이지 않는 스트레스와 감정 변화를 의심해야 합니다. 결국 아이의 피부를 돌보는 일은 마음을 돌보는 일과 이어지므로, 부모는 아이의 정서 상태까지 세심하게 살펴줘야 합니다. 아이 마음이 안정되어야 피부도 온전히 회복의 길을 걸을 수 있습니다.

 이렇게 해보세요

☐ 아이의 얼굴 표정이나 행동 변화를 세심히 살피고, 평소와 다르면 먼저 말을 걸어 마음을 물어본다.
☐ 매일 잠들기 전이나 산책 시간 등에 아이와 단둘이 이야기를 나누며 속마음을 들어준다.
☐ 아이에게 스트레스 징후가 보이면 "왜 그랬어?"보다는 "무슨 일이 있었어?"라고 묻고 충분히 공감한다.
☐ 함께 조용한 음악을 듣거나 산책을 하는 등 하루에 한 번 아이가 긴장을 풀 수 있는 시간을 갖는다.
☐ 부모도 자신의 감정을 잘 다스리고 아이 앞에서는 최대한 차분한 모습을 보여준다.

# 9장

## 약일까, 자연일까, 그 사이의 길

## 흔들림 속에서 균형을 찾는다는 것

아토피를 관리하는 과정에서 부모가 가장 많이 겪는 감정은 '흔들림'이다. 피부가 심해지면 당장 눈앞의 증상을 멈추고 싶고, 연고나 약의 도움을 받고 싶어진다. 하지만 연고를 바르고 피부가 진정될수록, 한편으로는 또 다른 고민이 시작된다. "이대로 괜찮은 걸까?", "약에만 의존하게 되는 건 아닐까?" 하는 마음의 소용돌이는 약을 사용할 때마다 반복된다. 반대로 천연 요법이나 생활습관 중심의 자연 회복에 기대를 걸 때는, 피부가 다시 악화될까 두려운 마음이 먼저 앞선다. 한쪽은 빠른 효과를 주지만 불안이 따르고, 다른 쪽은 마음이 놓이지만 증상이 호전되지 않을까 조바심이 생긴다.

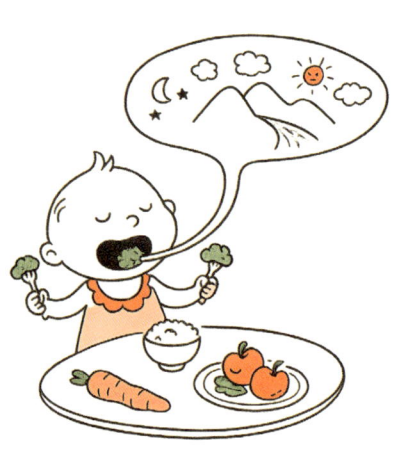

이처럼 약과 자연 사이에서 부모가 흔들리는 이유는, 무엇이 옳은지 모르기 때문이 아니라, 아이에게 지금 가장 적절한 것이 무엇인지 판단하기 어려워서다. 그리고 그 판단은 정답이 아닌 '균형감각'에서 비롯된다. 약이든 자연이든, 둘 중 어느 하나가 절대적으로 맞는 방식은 없다. 아토피는 상황에 따라 반응이 달라지고, 아이의 몸도 그때그때 달라진다. 그래서 필요한 것은 한 가지 원칙을 끝까지 고수하는 태도가 아니라, 상황에 따라 아이의 상태를 읽어내고 조절할 수 있는 유연함이다. 아이의 피부가 어떤 상태에 있는지, 지금은 진정을 우선해야 할 시점인지, 아니면 회복을 돕는 생활환경 조율이 필요한 시점인지, 그 맥락을 읽어내는 능력이 곧 균형을 만드는 힘이다.

## 약이냐 천연이냐, 딜레마 속 부모의 마음

아토피 아이를 키우는 부모라면 한 번쯤 "연고를 써도 괜찮을까?", "천연 제품만으로도 가능할까?" 하는 고민에 빠져봤을 것이다. 온라인과 주변 조언은 늘 극단적으로 엇갈리고, 정보는 넘쳐나지만 확신은 어렵다. 한쪽에서는 "약은 무조건 피해야 한다"고 말하고, 또 다른 쪽에서는 "자연 요법으로 완치했다"고 주장한다.

이럴수록 부모의 마음은 흔들린다. 지금 약을 쓰지 않아서 더 힘들어지는 건 아닐까 하는 불안과, 약 없이 버텨야 하는 건 아닐까 하는 고민이 오간다. 하지만 이런 갈등은 아이를 위한 진지한 고민의 흔적이며, 누구나 겪는 자연스러운 감정이다.

중요한 건 둘 중 하나만을 고집하기보다, 내 아이에게 지금 필요한 것이 무엇인지를 살피는 태도다. 약은 도구이고, 생활은 기반이다. 급성 증상에는 약의 도움을 받되, 평소에는 피부가 회복할 수 있도록 환경과 습관을 조율하는 것이 균형 잡힌 접근이다. 지나친 두려움이나 완벽주의는 오히려 회복의 흐름을 방해할 수 있다. 선택의 핵심은 '약이냐 천연이냐'가 아니라, 그 선택이 아이의 피부에 어떤 변화를 만들어내는가에 있다. 부모가 가져야 할 것은 정답이 아니라, 방향 감각이다.

## 좋은 성분보다 먼저 점검해야 할 것은?

요즘 부모들은 아토피 아이에게 쓸 보습제 하나도 신중하게 고른다. "파라벤은 없을까?", "스테로이드는 안전할까?" 성분표를 꼼꼼히 살피고, 후기까지 비교하며 가장 순한 제품을 찾기 위해 애쓴다. 이런 태도는 분명 바람직한 출발점이다.
그러나 정보가 넘치는 시대일수록 혼란은 쉽게 찾아온다. 천연이라고 해서 무조건 안전한 것도 아니고, 화학 성분이라고 모두 해로운 것도 아니다. 실제로 천연 유래 성분 중에서도 피부 자극이 강한 경우가 있고, 반대로 잘 정제된 합성 성분이 더 순하게 작용하기도 한다. 그럼에도 우리는 성분 이름에 먼저 반응하고, 때로는 감정이 피부 상태보다 앞서 판단을 내리게 된다.
이럴 때일수록 필요한 건 이분법이 아닌 '맥락을 읽는 감각'이다. 성분의 좋고 나쁨을 따지기보다, 지금 우리 아이 피부에 이 제품이 필요한가, 잘 맞는가를 먼저 생각해야 한다. 같은 제품도 피부 상태, 사용하는 방법과 시기에 따라 반응은 전혀 달라질 수 있기 때문이다.

제품을 선택할 때, 성분만 들여다보기보다 생활 환경을 함께 돌아보는 것이 현실적이다. 예를 들어 실내 습도는 적정한지, 세탁 세제가 잔류되어 있지는 않은지, 침구는 자주 교체되는지 점검하는 것이 더 도움이 될 수 있다. 아이 피부는 성분 자체보다 사용 환경과 방식에 더 민감하게 반응할 때가 많다.

중요한 건 '천연 vs 화학'이라는 단순한 기준이 아니라, 내 아이에게 지금 필요한 것이 무엇인지를 가늠하는 부모의 감각이다. 때로는 그 감각이, 복잡한 성분표보다 훨씬 더 정확한 나침반이 되어줄 수 있다.

## '천연'이라고 다 괜찮은 건 아니다

많은 부모들이 '천연'이라는 문구를 보면 일단 안심하고, '화학'이라는 단어 앞에서는 걱정부터 앞세운다. 하지만 이런 이분법적 인식은 아토피 관리에 도움이 되지 않는다. 천연이라고 해서 모두 안전한 것도 아니고, 화학 성분이라고 해서 모두 해로운 것도 아니다.

자연 유래 성분 중에도 피부를 자극하는 물질은 많다. 쐐기풀, 독나물 같은 식물은 대표적인 예다. 아토피처럼 피부가 민감한 상태에서는 어떤 성분이든 무조건적인 신뢰보다는 세심한 관찰과 신중한 선택이 필요하다.

실제로 여성초 즙, 마늘 연고, 식초 목욕 등 민간요법이 오히려 피부를 악화시킨 사례가 적지 않다. 천연 오일 역시 주의가 필요하다. 몇 방울만 바른다고 해도 고농축 물질인 만큼, 아토피 피부에는 더욱 조심스럽게 희석해 사용해야 한다. 강한 향 자체가 자극이 되는 경우도 있다.

반면, 일부 화학 성분—예를 들어 보존제나 방부제—는 제품의 안정성과 위생을 지키는 데 필수적인 역할을 한다. '무방부제' 제품을 안심하고 사용했다가 오히려 세균 번식으로 피부 트러블이 생긴 사례도 있으며, 천연 화장품에서 세균이나 곰팡이가 검출된 경우도 있다.

중요한 것은 성분의 '출처'가 아니라, 아이의 피부가 그것을 어떻게 받아들이느냐는 점이다. 같은 성분이라도 농도, 배합 방식, 사용 시점에 따라 반응은 전혀 달라질 수 있다. 성분에 대한 단정적인 정보보다, 지금 아이의 피부가 어떤 상태에 있는지를 살피는 태도가 더 우선이다.

## 약, 필요할 땐 쓰되 의지하지 않기

아토피 아이를 키우는 부모라면 한 번쯤 약을 둘러싼 극단적인 조언들에 혼란을 느껴본 적이 있을 것이다. "연고는 되도록 쓰지 말라"는 쪽과 "결국 약 없이는 못 버틴다"는 주장이 엇갈리는 가운데, 부모의 선택은 늘 조심스럽다. 하지만 중요한 것은 약을 쓰느냐 마느냐의 문제가 아니라, 약을 어떻게, 언제, 왜 사용하는가에 대한 이해다.

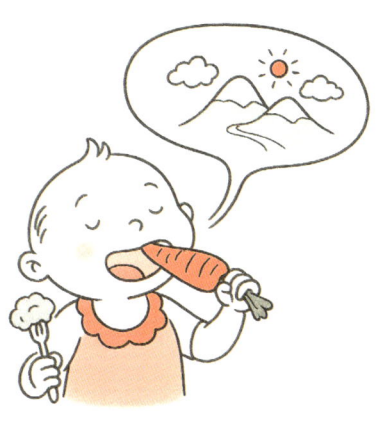

대표적인 아토피 치료제인 스테로이드 연고는 적절한 용법과 기간을 지킨다면 대부분 안전하게 사용할 수 있다. 특히 소아에게 처방되는 저등급 스테로이드는 짧은 기간 사용했을 때 부작용이 거의 없다는 보고가 많다. 오히려 필요할 때 제때 쓰지 못해 염증이 깊어지고, 치료가 더 길어지는 경우가 더 흔하다.

스테로이드를 무조건 꺼리는 것도, 반대로 쉽게 남용하는 것도 모두 위험하다. 실제 진료 현장에서는, 스테로이드를 적절히 사용하는 것이 오히려 생활을 정비할 수 있는 기회로 여겨진다. 피부가 진정되는 그 시점이야말로, 아이의 루틴과 환경을 다시 점검하기 가장 좋은 타이밍이기도 하다.

염증이 심하고 긁는 횟수가 늘어 잠까지 설치는 상황이라면, 연고의 도움을 망설이지 않아야 한다. 다만, 다음과 같은 원칙은 반드시 기억해야 한다.

첫째, 짧고 강하게 사용한다. 증상이 심할 때는 2~3일간 집중적으로 도포해 염증을 빠르게 잡아야 한다. 용량이 부족하거나 너무 희석해 쓰면 오히려 증상이 오래 간다. 전문의의 지시에 따라 부위별 도포량과 횟수를 정확히 지키는 것이 중요하다.

둘째, 사용 중에도 생활을 정비한다. 연고가 증상을 완화해주는 시간 동안, 부모는 실내 환경, 수면, 식단, 감정 상태 등 피부 회복에 필요한 조건을 함께 다듬어야 한다.

셋째, 증상이 가라앉으면 점차 줄인다. 진정 직후 바로 끊기보다는 하루 2회에서 1회, 격일 사용 등 점진적인 감량 전략으로 피부의 자가 회복력을 회복시켜야 한다.

약은 '불을 끄는 일'이고, 생활을 정비하는 일은 '불이 다시 나지 않게 연료를 정리하는 일'이다. 약 자체가 문제가 아니라, 약을 쓰면서도 아무것도 바꾸지 않는 태도가 문제다.

## 아이에게 맞춘 균형 찾기

약도, 천연도 어느 하나를 무조건적으로 따를 수는 없다. 아토피 관리에서 중요한 건 언제나 "지금 우리 아이에게 무엇이 실제로 도움이 되는가"라는 질문을 놓지 않는 것이다. 균형은 양쪽의 타협이 아니라, 아이의 피부를 안정적으로 지켜주는 전략이다. 아토피 케어에서 말하는 균형이란 증상에 따라 적절하게 조율되는 구조다. 염증이 심할 땐 약의 힘을 빌리고, 피부가 가라앉은 후엔 생활 관리를 강화해 스스로 회복하는 힘을 키워야 한다.

연고를 바른 뒤에도 보습, 수면, 식사, 감정 상태까지 생활 전반을 다시 점검하는 것이 그 흐름이다.

이 과정에서 실수는 자연스럽다. 치료 시점을 놓치거나, 생활 관리에 집중하느라 약 사용을 망설였던 경험은 누구에게나 있다. 하지만 그런 경험을 통해 부모는 점점 더 명확한 기준을 갖게 되고, 아이는 보다 안정된 회복 리듬을 찾게 된다.

혹시 이 글을 읽으며 스스로를 자책하게 되더라도 괜찮다. 균형이란 처음부터 정해진 상태가 아니라, 시행착오 속에서 조율해가는 감각이다. 중요한 건 그 선택들이 실제로 아이의 피부를 변화시키고 있는가를 확인하는 태도다.

피부가 덜 흔들리고, 덜 긁고, 더 잘 자고 있다면 올바른 방향으로 가고 있는 것이다. 약과 천연 사이에서 정말 중요한 건 '무엇을 택했는가'가 아니라, 그 선택이 어떤 회복의 방향을 향하고 있는가다. 이 책이 강조하는 '균형'은 바로 그 감각 위에서 만들어지는 기술이다.

## 약과 천연 사이를 고민하는 가족들

다섯 살 채연(가명)이는 계절이 바뀔 때마다 피부가 들뜨고, 팔 접히는 부위에 붉은 반점이 올라왔다. 엄마는 처음에는 천연 보습제를 중심으로 관리했지만, 진물이 나기 시작하자 결국 병원에서 스테로이드 연고를 처방받았다. 연고 사용 직후 눈에 띄게 피부가 진정되자, 엄마는 바로 연고를 중단하고 다시 천연 제품으로 돌아갔다. 그러나 며칠 후 다시 증상이 심해지면서 엄마는 큰 혼란에 빠졌다. 그때 전문의는 연고와 생활 관리의 '순서'를 설명해주었다. 진정은 연고로, 회복은 생활이라는 말을 듣고 나서야, 엄마는 연고 사용 시기를 더 넓은 회복 흐름 안에서 이해하게 되었고, 약에 대한 막연한 불안에서 벗어날 수 있었다. 이 경험은 채연이의 피부뿐 아니라, 엄마의 선택 기준을 한층 더 유연하게 만들어주었다.

윤호(가명) 엄마는 '약 없이 키우기'를 목표로, 피부가 뒤집힌 이후에도 천연 크림과 식단 조절에만 의지한 사례이다. 식재료 하나하나를 바꾸고, 공기청정기 필터까지 매일 점검하며 관리에 힘썼지만, 윤호의 피부는 오히려 점점 악화되어 병원을 찾았다. 전문의는 "지금은 생활이 아니라 치료가 먼저"라고 조언했고, 염증을 빠르게 진정시키는 3일치 연고를 처방했다. 짧은 시간 집중적으로 연고를 사용한 후, 윤호의 피부는 놀라울 정도로 빠르게 가라앉았다. 이후 엄마는 연고를 끊는 대신 수면 리듬, 옷감 관리, 실내 습도를 점검하며 회복을 이어갔다. 이 과정을 겪으며 엄마는 균형이란 어느 한쪽에 '올인'하는 것이 아니라, 무엇이 주가 되고 무엇이 보조가 되어야 할지를 그때그때 조정하는 일이라는 것을 체득하게 되었다.

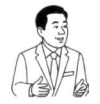 김원대 박사의 조언

**약과 자연의 균형 잡기가 필요합니다.**

심한 아토피 증상 앞에서 부모는 약에 의존할지 자연 요법으로 견딜지 갈등하게 됩니다. 정답은 하나가 아니라 아이 상태에 맞춘 균형 감각입니다. 증상이 심할 땐 필요한 치료를 두려워 말고 적용하고, 안정될 땐 생활 관리에 집중하는 식으로 유연하게 대처해야 합니다. 한 가지 방법만 고집하기보다 그때그때 아이 피부의 신호에 따라 최적의 방법을 선택하는 것이 아이에게 가장 편안한 길입니다.

 이렇게 해보세요

☐ 증상이 급격히 심해지면 혼자 고민하지 말고 전문의와 상의해 필요한 약을 사용해 빠르게 진정시킨다.
☐ 약을 쓸 때는 부작용에 대한 지나친 불안이나 죄책감을 버리고, 정해진 기간 동안 올바른 방법으로 사용한다.
☐ 증상이 경미하거나 호전 중일 때는 생활습관 관리와 천연 보습 등 자연적인 방법에 집중하며 꾸준히 관리한다.
☐ 특정 치료법만 고집하지 말고 아이의 상태에 따라 약과 자연 요법을 상황에 맞게 병행한다.
☐ 주변의 극단적인 조언에 일희일비하지 말고 우리 아이에게 맞는 균형 잡힌 관리 원칙을 찾아간다.

# 10장

# 식단의 균형, 어떻게 유지할까

## 식단은 정보가 아니라 경험이다

아토피 식단에 대해 정보를 찾아보는 것은 이제 더 이상 어려운 일이 아니다. 인터넷에는 글루텐프리, 유제품 제외, 저염식, 고식이섬유, 항염 식단 같은 이름 아래 수많은 추천 리스트와 제한 목록이 넘쳐난다. 하지만 필자가 현장에서 느낀 가장 큰 진실은 이것이다. 식단은 정보로 설계되는 것이 아니라, 경험으로 완성되는 것이라는 점이다.

처음 식단을 조정할 때 많은 부모는 가장 먼저 '무엇을 제한해야 하나'부터 고민한다. 우유, 밀가루, 달걀, 견과류… 그렇게 제한 목록은 점점 길어지고, 식탁 위에는 '먹어도 되는 음식'만 남는다. 하지만 정작 중요한 것은, 어떤 음식을 뺐는가보다, 어떤 반응이 있었는지를 관찰하고 해석하는 과정이다. 같은 음식을 먹어도 어떤 아이는 멀쩡하고, 어떤 아이는 며칠 후 피부에 반응이 나타나는 경우가 있다. 부모가 해야 할 일은 정답을 찾는 게 아니라, 자신의 아이에게 맞는 패턴을 읽는 감각을 기르는 것이다. 식단은 엄격한 표준이 아니라 유연한 관찰의 영역이다. 오늘은 브로콜리를 잘 먹었지만 내일은 거부할 수 있고, 어떤 음식은 처음엔 괜찮다가 며칠 뒤 뒤늦게 영향을 줄 수도 있다. 그래서 필요한 것은 '정보'가 아니라 '기록'이다. 아이가 먹은 것과 피부 반응, 수면, 감정 상태까지 함께 식이 일지를 메모해 보면, 처음엔 보이지 않던 연결고리가 조금씩 드러난다. 필자는 이런 기록이 쌓일수록 부모의 눈이 달라지는 것을 여러 번 목격해 왔다. 식단을 정답 찾기에서 아이 몸의 언어를 해석하는 과정으로 전환하는 순간, 식사는 억제가 아니라 회복의 도구가 된다.

## 지속적인 실천이 만드는 몸의 변화

식단 조절의 효과는 단기간에 눈에 띄지 않을 수 있다. 아토피 아이를 돌보는 부모라면, 식단을 몇 번 바꾼 뒤 곧바로 피부가 나아지기를 기대하게 된다. 그러나 필자가 수많은 상담을 통해 확신하게 된 한 가지가 있다. 처음엔 힘들지만, 꾸준히 실천하면 몸이 먼저 반응한다. 눈앞에 큰 변화가 없어 보여도, 보이지 않는 내부에서 아이의 몸은 서서히 균형을 찾아가기 시작한다.

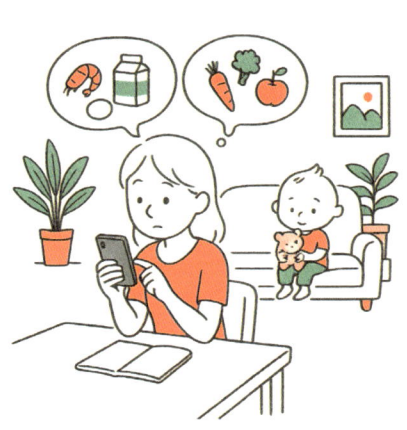

많은 부모들이 초반에 가장 크게 느끼는 어려움은 "이렇게까지 해야 하나?" 하는 회의감과, 아이가 불편해하는 것을 지켜보는 미안함이다. 아이가 평소 좋아하던 간식을 줄이고 조미료 없이 심심한 식사를 반복하다 보면, 식사 시간은 점점 버거워지고 아이의 투정은 늘어

난다. 실제로 한 어머니는 식단을 바꾼 뒤 "내가 너무 과한 걸까?" 하고 수 차례 망설이며 포기하고 싶었다고 털어놓았다. 하지만 불과 2~3주가 지나자 놀라운 변화가 찾아왔다. 밤중에 심했던 가려움이 눈에 띄게 줄었고, 아침에 일어난 아이의 피부는 훨씬 진정된 모습이었다. 그제서야 어머니는 이 식단 조절이 '제대로 된 방향'이라는 믿음을 가질 수 있었다고 한다.

몸은 겉보다 먼저, 더 깊은 곳에서부터 신호를 보낸다. 아토피는 단순히 특정 '나쁜 음식'을 먹었기 때문에 생기는 게 아니다. 결국 아이 몸의 균형이 깨졌을 때, 특정 음식이 방아쇠 역할을 하며 반응을 유도하는 구조다. 어떤 날은 평소 잘 먹던 음식인데도 갑자기 피부가 뒤집히는 경우가 있다. 그것은 음식 자체의 문제가 아니라, 이미 아이 몸속에 염증 반응의 불씨가 쌓여 있었던 것일 수 있다.

이럴 땐 지나치게 자책하거나 식단 전체를 포기하기보다는, 해당 음식을 일시적으로 중단하고 아이의 컨디션이 회복될 때까지 식단을 더 정돈하는 것이 낫다. 몸이 다시 균형을 잡을 시간을 주는 것이다. 이때 가장 도움이 되는 방법 중 하나가 식이 일지 쓰기다. 아이가 하루 동안 먹은 음식과 피부 상태를 함께 기록해 보면, 어떤 식재료가 어떤 반응과 연결되는지 스스로 파악할 수 있다.

실제 사례로, 한 아이는 평소 즐겨 먹던 피자 소스 속 특정 식재료에 반복적으로 반응을 보였다. 부모가 식이 일지를 통해 그 재료를 파악하고 식단에서 제외한 후, 아이의 증상은 눈에 띄게 호전되었다. 이런 식으로 아이에게 맞지 않는 음식과 상황을 부모 스스로 발견해 나가는 과정 자체가 바로 균형 잡힌 식단 관리의 시작이다.

식단 조절 중 한때 잠잠했던 증상이 다시 심해지는 시기도 있을 수 있다. 그렇다고 "역시 소용없구나" 하고 포기해서는 안 된다. 오히려 필자는 이 시기를 식이 관리의 효과가 본격적으로 나타나기 시작하는 지점이라 본다. 아이 몸이 균형을 되찾아 가는 과정에서는, 증상이 다시 나타나더라도 이전만큼 심하지 않고, 진정 속도도 빨라진다. 일주일 넘게 갔던 발진이 이젠 하루 이틀 만에 가라앉고, 긁은 상처도 더 빨리 아물기 시작한다.

이러한 작지만 분명한 변화들은, 아이의 몸이 점차 스스로 회복할 수 있는 힘을 갖춰 가고 있다는 신호다. 두 걸음 나아갔다가 한 걸음 뒤로 물러서는 순간이 있을지라도, 그 한 걸음조차도 이전보다 덜 아프고 짧게 지나간다. 결국 중요한 것은 포기하지 않고, 끝까지 관찰하고 조율해 나가는 꾸준함이다.

## 정서적 안정을 지키는 식단 운영

아토피 식단에서 가장 먼저 바뀌어야 할 것은, 음식이 아니라 식사를 대하는 태도다. 식단 조절은 단지 '무엇을 먹이느냐'의 문제가 아니다. 그 식사를 통해 아이가 무엇을 느끼고 있는가가 훨씬 더 중요하다. 필자는 단언한다. 음식의 종류보다 식탁의 분위기가 먼저 바뀌어야 한다.

실제로 식단을 시작하자마자 아이가 더 심하게 뒤집히는 경우를 종종 본다. 음식 자체보다 "좋아하던 걸 빼앗겼다"는 감정이 스트레스로 작용해 아토피가 악화되는 경우다. 식단은 치료의 도구지만, 아이에게는 '내가 통제당하고 있다'는 부정적인 경험으로 작용할 수 있다. 그래서 부모가 해야 할 일은 음식 제한보다 먼저, 식탁을 감정적으로 안전한 공간으로 설계하는 일이다. 부모의 말은 치료제이기도, 자극제이기도 하다. "이건 이제 못 먹어"라고 말하는 대신, "우리 피부가 이걸 먹으면 좀 더 예민해지는 것 같아서 잠시 쉬어볼까?"라는 방식으로 말의 방향을 조정해야 한다. 제한은 하되, 이유와 선택권을 남겨주는 표현이 아이의 수용 태도를 완전히 바꾼다. 아이는 통제에 반응하지만, 설명과 협력에는 참여한다.

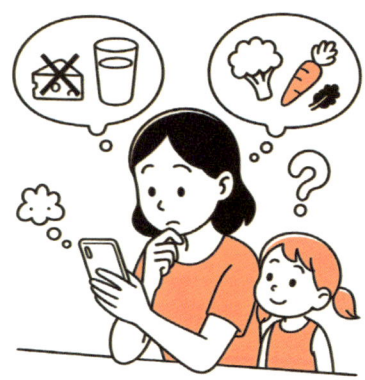

식단 조절이 길어질수록 중요한 건 대체 음식 전략이다. 뺀 음식만큼 같은 맛, 다른 재료를 찾아내는 일은 부모의 몫이다. 밀가루를 줄였다면 쌀가루나 고구마, 두유로 새로운 간식을 제안하고, 평소 먹던 요리를 같은 방식으로 조리하되 재료만 바꾸는 방식도 유용하다. 이때 관건은 "이건 안 돼"보다 "이건 어때?"다. 금지의 언어는 방어를 부르고, 제안의 언어는 탐색을 부른다.

식단은 통제의 도구가 되어서는 안 된다. 놀이와 설계의 도구가 되어야 한다. 아이가 낯선 음식을 받아들이기 어렵다면, 장을 함께 보고 요리를 함께 해보자. 접시에 색깔을 맞춰 담고, 이름을 붙여주고, 반죽을 같이 해보는 그 과정 자체가 음식에 대한 감정 반응을 긍정적으로 바꾸는 치료 과정이 된다.

## 가족 식사 문화의 변화, 함께하기

아토피 식단을 꾸준히 이어가기 위해 반드시 필요한 전제가 있다. 이것은 아이 혼자만의 문제가 아니라, 가족 전체의 변화로 받아들여져야 한다는 사실이다. 아이만 따로 만든 음식을 먹고, 나머지 가족은 평소대로 먹는 식탁은 오래가지 못한다. 아이에게는 불공평하고 외로운 감정이 쌓이고, 가족 간에도 자연스러운 저항이 생긴다. 아토피 식단이 치료가 아닌 또 하나의 분리감으로 작용하게 되는 것이다.

실제로 필자가 만난 한 가정에서는 식단을 조절하자 형제가 불만을 토로했다. "왜 나까지 못 먹어야 해?"라는 반응은 어쩌면 당연하다. 하지만 부모는 이렇게 설명했다. "이건 누구 하나만을 위한 게 아니라, 우리 모두가 건강해지기 위한 선택이야." 그렇게 가족 전체가 싱겁고 덜 자극적인 식단을 함께 실천해 나갔다. 몇 달 뒤, 아토피 아이의 피부는 분명히 좋아졌고, 형제들의 감기나 소화불량도 줄어들었다. 무엇보다도 식탁 위에 '누구를 위해서가 아니라, 함께하는 변화'가 자리 잡았다. 그렇게 형성된 연대감은 단순한 식단 조절을 하나의 가족 문화로 변화시켰다.

식사 시간의 분위기 역시 달라진다. 같은 음식을 함께 먹는 식탁은 아토피 아이에게 "나만 이상한 밥을 먹는 게 아니구나"는 심리적 안정을 준다. 이 안도감은 단지 감정적인 위안에 그치지 않고, 실제로 피부 회복 속도에도 영향을 미친다. 마음의 면역력이란 표현이 있다면, 바로 이런 감정이 그 기초가 된다.

이 변화는 거창한 선언에서 시작되지 않는다. 처음에는 자극적인 소스를 줄이고 튀김을 구이로 바꾸는 것, 건강한 간식을 하나씩 식탁에 올리는 것부터 출발해도 충분하다. 정제된 과자나 탄산음료 대신 통곡물 바, 쌀가루 쿠키, 과일칩을 아이 손이 닿는 곳에 놓아보자. 이런 '더하는 식단'이 자연스레 '빼는 식단'을 대체해 나가며, 식탁 위에서부터 변화가 만들어진다.

조부모와 함께 사는 가정이라면 식사 문화의 세대 차이도 무시할 수 없다. "예전엔 다 잘 먹고도 멀쩡했어"라는 말씀도 들을 수 있다. 이럴 때는 정면 충돌보다, 공감과 설명이 낫다. "맞아요, 예전엔 알레르기가 드물었는데 요즘 아이들은 유독 예민하더라고요." 이런 한마디가 벽을 허문다. 그리고 가능하다면 아예 가족 전체가 연한 맛에 도전해 보자. 처음엔 어렵지만, 시간이 지나면 어르신들도 "이제 짠 게 더 자극적이야"라며 바뀌는 모습을 보이곤 한다.

아토피는 아이만의 문제가 아니다. 피부는 아이에게 나타나지만, 그 피부를 둘러싼 생활은 가족 모두의 것이다. 식탁의 변화는 아이에게 맞춰주는 희생이 아니라, 가족 전체의 건강을 위한 진화다. 그리고 그 과정은 생각보다 훨씬 큰 것을 남긴다. 아이의 피부는 물론, 가족 모두의 건강과 관계까지 회복되는 경험. 그 시작은 아주 작은 식사 한 끼에서부터 가능하다.

## 균형 잡힌 식단에서 회복으로

식단의 균형을 지켜가는 일은 단순히 매일의 피부 증상에 대처하는 수준에서 멈추지 않는다. 그것은 결국 아이의 몸 내부에서 벌어지는 흐름 전체를 천천히 되돌리는 일이기 때문이다. 피부에 보이는 증상은 하나의 결과일 뿐이고, 그 아래에서 진짜 변화는 훨씬 더 조용하게, 그러나 꾸준히 일어난다.

필자는 수많은 부모와 아이들을 만나며 이런 변화를 직접 목격해 왔다. 처음엔 식단을 바꾸는 일 자체가 버거워 보였던 가족이, 몇 주가 지나자 아이의 잠드는 속도가 달라지고, 아침 표정이 달라지는 경험을 하게 된다. 피부가 깨끗해지기 전에 먼저 눈빛이 밝아지고, 울먹이던 저녁이 사라진다. 이때 부모는 비로소 실감하게 된다. 식단은 단지 음식의 문제가 아니라, 몸 전체의 리듬을 다시 설계하는 일이라는 것을.

"회복의 궤도에 진입했다."는 표현은 피부가 당장 완벽해졌다는 뜻이 아니라, 이제부터는 조금씩 나아질 수 있는 몸의 흐름이 만들어졌다는 뜻이다. 그 궤도를 만드는 가장 큰 동력은 결국 식단이다. 지금 부모가 온 힘을 다해 실천하고 있는 식단 조절은, 단지 하루하루를 버티기 위한 임시 대응이 아니라, 아이 몸의 자생력을 되살리는 가장 근본적인 기초다.

조금 더 시간이 흐르면, 이전에는 겁났던 음식도 다시 시도해 볼 수 있는 날이 온다. 식이 일지에 '반응이 심했던 음식'으로 기록되어 있던 것들을 조심스럽게 다시 먹여보며, 부모는 아이의 몸이 얼마나 강해졌는지를 직접 확인하게 된다. 처음엔 무리였던 우유 한 모금, 밀가루 한 조각도 어느 날부터는 큰 문제 없이 지나가는 순간이 찾아온다. 그 순간 부모는 깨닫는다. 지금까지 해온 작은 실천 하나하나가 결코 헛되지 않았다는 것을.

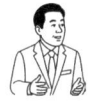 김원대 박사의 조언

**식단은 정보가 아니라 경험입니다.**

아토피 식단은 누군가의 정보만 따라가기보다 내 아이에게 맞는지를 직접 겪어보며 완성해야 합니다. 인터넷에는 피해야 할 음식 목록이 넘쳐나지만, 중요한 것은 무엇을 뺐는지가 아니라 우리 아이에게 어떤 반응이 나타났는지 관찰하는 과정입니다. 너무 많은 음식을 한꺼번에 금지하기보다는 한 가지씩 조절해보며 아이 몸이 보내는 신호에 따라 유연하게 식단을 유지해야 지속 가능한 관리가 가능합니다.

 이렇게 해보세요

☐ 아이에게 먹인 음식과 피부 상태 변화를 함께 적는 식사일지를 꾸준히 써서 우리 아이만의 데이터를 쌓는다.
☐ 유행하는 식단 정보를 맹신하기보다 내 아이에게 실제로 어떤 음식이 문제를 일으키는지 직접 관찰한다.
☐ 여러 음식군을 한꺼번에 제한하기보다 한 번에 하나씩 변화를 주며 아이의 반응을 비교해 알아간다.
☐ 가족 모두 식단 관리에 동참해 아이만 따로 식사하지 않도록 하고, 새로운 메뉴는 아이와 함께 요리하며 즐겁게 시도한다.
☐ 영양 균형을 고려해 성장에 꼭 필요한 음식은 무조건 배제하지 말고, 알레르기 유발 식품은 대체 식품을 찾아보며 보완한다.

# 11장

## 회복의 기준, 일상을 되찾는 피부

## 아이의 피부보다 먼저 확인해야 할 것

피부가 어느 정도 진정된 후, 부모는 자연스럽게 안도감을 느끼게 된다. 그러나 회복을 판단할 때, 피부 상태만으로 충분할까? 겉으로는 발진이 가라앉고 톤이 고르게 보이더라도, 아이가 여전히 예민하게 반응하고 잠을 설치거나, 식사 시간마다 눈치를 본다면 아직 회복의 중심에 도달한 것은 아니다.

진짜 회복은 피부가 잠잠해졌다는 신호가 아니라, 아이의 하루가 안정된 리듬 속에 자리 잡았는지로 확인할 수 있다. 잘 자고, 잘 먹고, 편안하게 놀며 감정 기복 없이 하루를 보내고 있는가? 피부에 옅은 흔적이 남아 있어도, 아이의 일상이 흔들림 없이 흐르고 있다면 회복은 이미 진행 중이다.

반대로 피부가 좋아진 듯해도, 부모가 작은 붉은기 하나에 예민해지고 긴장을 반복한다면, 그 불안감이 아이에게 또 다른 자극이 될 수 있다. 반복되는 예민한 감시는 회복이 아니라, 긴장을 다시 불러오는 환경이 될 수도 있다.

회복이란 완벽한 피부가 아니라, 다시 흔들려도 무너지지 않고 균형을 회복하는 힘이 자라는 과정이다. 이 시기에는 피부를 감시하듯 지켜보는 것이 아니라, 생활의 흐름이 잘 이어지고 있는지를 점검하는 것이 더 중요하다.

채아(가명) 엄마는 피부가 한결 깨끗해진 딸을 보며 '이제 다 나았구나' 싶었다. 하지만 며칠 뒤, 채아가 다시 밤에 자주 깨고, 아침마다 밥을 먹기 싫어하며 기분 기복이 심해지는 것을 보고 이상함을 느꼈다. 피부 겉은 멀쩡했지만, 채아의 하루는 다시 흐트러지기 시작한 것이다. 결국 엄마는 최근 생활을 다시 점검했고, 일주일 전부터 잠드는 시간이 계속 늦어지고, 어린이집 적응 스트레스로 낮잠을 거르고 있었다는 걸 깨달았다. 이후 다시 수면 루틴을 조정하고 일과를 단순화하자, 채아는 이전처럼 편안하게 잠들고 식사도 자연스러워졌다. 이 경험은 엄마에게 진짜 회복의 기준은 피부보다 생활의 리듬 속에서 나타나는 안정감이라는 사실을 알려주었다. 피부는 회복의 일부일 뿐, 회복의 전체가 아니다.

## 피부가 아니라 하루를 보라

아토피 회복기를 지나며 가장 먼저 확인해야 할 건 피부가 아니다. 아이의 하루다. 피부에 붉은 기운이 옅어지고, 긁는 행동이 줄었다 하더라도, 그것만으로는 회복을 단정할 수 없다. 진짜 회복은 피부가 아닌 '삶의 흐름'에 반영되기 시작할 때 비로소 시작된다. 부모는 이제 피부를 넘어서 아이의 일상 전체를 조용히 관찰해야 한다.

먼저 살펴야 할 건 수면이다. 피부가 불안정할 때 아이들은 밤마다 자주 깨고 깊은 잠에 들지 못한다. 한밤중에 뒤척이거나 울음을 터뜨리던 아이가 어느 날부터는 푹 자고, 새벽에도 쉽게 다시 잠들 수 있다면, 그것은 피부만의 변화가 아니라 몸 전체가 회복 리듬에 들어섰다는 신호다. 부모가 가장 먼저 체감하는 변화는 아이의 아침 표정이다. 이전보다 눈을 또렷이 뜨고, 개운하게 일어나는 아침이 늘어났다면, 아이의 몸 안에서 회복이 조용히 작동하고 있는 것이다.

다음은 식사 시간의 변화다. 한창 심할 때는 아이가 자리에 앉기도 전에 긁기 시작하고, 몇 숟가락 먹다 일어나버리기 일쑤다. 먹는 일 자체가 스트레스가 되던 시기다. 하지만 이제는 다르다. 아이가 의자에 앉아 천천히 식사를 마치고, 음식에 대한 흥미도 다시 생겨났다면, 이는 피부 증상 이상의 회복이 일어나고 있다는 증거다. 식사 시간이 안정되면, 부모도 느낀다. '이제 몸이 편해졌구나' 하고.

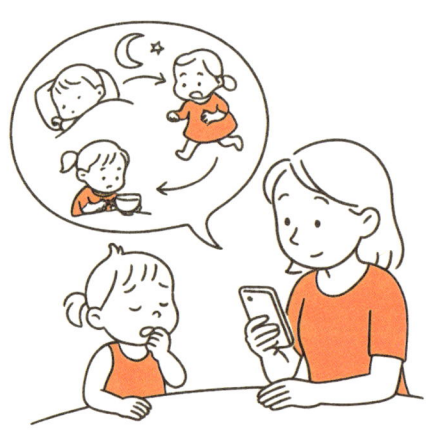

아이의 에너지 흐름 역시 눈여겨봐야 한다. 피부가 힘들면 몸도 쉽게 지치고, 감정 기복이 잦아진다. 하지만 이제 아이가 놀이터에서 한참을 뛰어놀고도 "간지러워" 소리를 덜 한다면, 아이의 몸이 한층 유연해졌다는 뜻이다. 새로운 장난감에 관심을 보이고, 스스로 놀이를 주도하려는 모습이 늘어난다면, 그건 회복이다. 피부가 무언가를 억누르지 않아야, 아이는 비로소 자기 활동에 집중할 수 있다.

정서적 변화도 중요하다. 예전엔 사소한 일에도 울고 짜증을 냈던 아이가, 요즘은 한결 차분해졌다는 느낌이 든다면, 이는 단순히 성격이 달라진 게 아니다. 피부가 마음을 괴롭히지 않을 때, 마음은 자기 자리를 찾는다. 아이가 깔깔 웃는 시간이 늘고, 친구와 어울리는 시간이 자연스러워졌다면, 이는 회복의 가장 확실한 증거다.

## 피부에 끌려다니지 않는 하루로 증명된다

아토피가 심했던 시기, 아이와 부모의 하루는 온통 피부에 끌려다녔다. 아침이면 부모는 먼저 아이의 팔꿈치, 다리, 뺨을 살핀다. 혹시 밤사이 긁은 자국은 없는지, 새로 뒤집힌 곳은 없는지 확인하며 하루를 시작한다. 아이가 짜증을 낸다면 "밤새 못 자서 그렇겠지" 하고, 아이의 기분보다 피부 상태를 먼저 해석하게 된다. 외출 전에는 연고, 보습제, 갈아입을 옷, 수건까지 가방을 한가득 채운다. 늘 '혹시'에 대비해야 했고, 어디서든 급히 대응할 수 있어야 했다. 마트에 다녀오는 짧은 외출조차 체력과 긴장을 동원해야 가능한 일이었다.

놀이터에 나가서도 마음이 놓이지 않는다. 아이가 조금만 뛰면

"땀 때문에 뒤집힐까 봐" 걱정이 앞서고, 자꾸 옷을 벗기고 다시 입히고, 덜덜 떨리는 마음으로 아이의 행동을 제한한다. 아이가 마음껏 놀지도 못하고 부모는 마음 편히 바라보지도 못하는 일상. 이런 구조 안에서는 하루 전체가 '피부의 눈치'를 보며 흘러간다.

하지만 회복은 이런 흐름을 서서히 되돌리는 데서 시작된다. 피부를 기준 삼던 하루에서 아이의 본연의 리듬이 중심이 되는 하루로 바꾸는 것. 부모는 이제 피부보다 아이의 눈빛과 표정을 먼저 읽고, 아이는 자신의 일정을 계획하며 살아간다.

다섯 살 하윤(가명)이는 심할 땐 식사 중에도 가려움 때문에 수시로 자리를 뜨고, 잠들기 전엔 꼭 20분 넘게 등을 긁어줘야 겨우 잠이 들었다. 하윤이 엄마는 그 시간이 너무 괴로웠다고 했다. "내가 아이를 재우는 게 아니라, 피부를 달래는 기분이었다"고. 그런데 어느 날부터 하윤이는 별다른 도움 없이 혼자 자리에 누워 조용히 잠드는 모습을 보이기 시작했다. 보습제를 바르는 시간도 예전처럼 위기의 순간이 아닌, 하루를 마무리하는 일상적인 스킨십으로 바뀌었다. 엄마는 "어느 날 문득, 연고 대신 동화책을 챙기고 있는 나 자신을 보고 놀랐다"고 말했다.

그 변화는 피부에서 시작된 것이 아니었다. 잠이 바뀌었고, 식사 태도가 바뀌었으며, 놀이의 흐름이 달라졌다. 아이가 더 잘 자고, 더 잘 먹고, 더 잘 웃는다는 사실. 그것이 회복의 가장 선명한 징후였다. 피부는 그저 그 흐름을 따라 반응했을 뿐이다. 회복은 바로 이런 일상에서 증명된다. 피부에 아직 작은 흔적이 남아 있어도, 아이가 하루를 흔들림 없이 살아간다면 그 가족은 이미 회복기에 들어섰다. 피부가 일상의 주인이 아니게 되는 것, 아이가 자신의 리듬을 다시 이끌어가기 시작하는 것, 그게 회복이다.

## 일상에 지장 없는 상태

회복기에 접어든 부모들이 가장 많이 묻는 질문 중 하나는 "이제 다 나은 걸까요?"다. 피부가 한결 차분해지고, 가려움도 줄어든 듯 보이면 '완치'라는 단어가 조심스럽게 떠오른다. 하지만 아토피는 피부만 보고 단정할 수 없다. 피부보다 먼저 확인해야 할 것은 아이의 하루다.

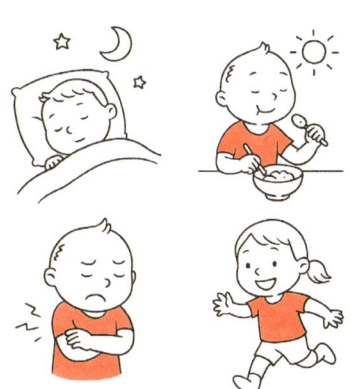

만약 아이가 밤에 푹 자고, 낮에는 잘 놀며, 식사도 편안하게 하고 있다면, 피부에 약간의 흔적이 남아 있어도 이미 회복의 흐름 위에 올라와 있는 것이다. 반대로 피부가 깨끗해 보여도 잠을 자주 깨고, 짜증을 많이 내며, 자꾸 긁는 행동이 반복된다면 진짜 회복

은 아직 시작되지 않은 것일 수 있다.

실제로 회복기에는 계절이나 컨디션에 따라 약간의 건조함이나 붉은기가 생길 수 있다. 중요한 건 이런 반응이 생활을 방해하느냐, 아니냐는 점이다. 아이가 예전처럼 힘들어하지 않고 일상에 큰 영향을 받지 않는다면, 과민하게 반응할 필요는 없다.

이럴 때 부모가 해야 할 일은 '예전처럼' 차분하게 반응하는 것이다. 피부가 조금 흔들려도 생활 리듬을 바꾸지 않고, 필요한 보습과 휴식으로 일상의 흐름을 유지해주는 것이 회복기 관리의 핵심이다.

피부과 전문의들도 "잘 조절된 아토피는 센 약 없이도 일상이 유지되는 상태가 목표"라고 말한다. 다시 말해, 약에 의존하지 않고도 보습과 생활 관리를 통해 아이가 일상을 편안히 살아갈 수 있다면, 그 자체가 회복인 셈이다.

피부는 시간이 지나며 자연스럽게 재생된다. 흔적이나 색소 침착은 서서히 옅어지고, 피부도 성장에 따라 함께 회복된다. 중요한 건, 아이가 피부 때문에 잠을 설치거나, 놀지 못하거나, 식사를 피하지 않는다는 것. 아이가 자신의 하루를 편안히 살아가고 있다면, 그것이 바로 지금 우리가 지켜야 할 회복의 기준이다.

### 회복의 기준으로 세우는 법

아이의 회복을 가장 먼저 감지할 수 있는 사람은 부모다. 오랜 시간 아이의 피부를 지켜보고, 수면과 식사, 감정 변화까지 함께 겪어온 부모는 아이의 미세한 신호에 누구보다 민감하다. 이 시점에서 회복의 기준은 더 이상 병원 수치나 타인의 조언이 아니라, 아이의 일상을 가장 잘 아는 부모의 관찰에 달려 있다.

이를 위해 가장 현실적인 방법은 자기 아이만의 회복 지표를 세우는 것이다. 아토피는 아이마다 다르게 나타나므로, 예전보다 얼마나 나아졌는지를 기준으로 삼는 것이 가장 의미 있다. 예를 들어 밤에 세 번씩 깨던 아이가 요즘은 푹 자고, 긁는 시간이 줄고, 놀이터에서 자유롭게 노는 시간이 늘어났다면, 그것은 분명한 회복의 신호다.

이런 변화를 더 분명히 확인하려면 간단한 일상 기록이 큰 도움이 된다. "오늘은 긁지 않았다", "밤잠 푹 잠", "약 없이 지낸 날" 같은 짧은 메모만으로도 회복 흐름이 보이기 시작한다. 이 기록은 아이의 변화를 확인시켜 줄 뿐 아니라, 부모 자신에게도 "우리는 잘 해오고 있다"는 신뢰를 쌓아준다.

피부에 남은 흔적이 있어도, 아이가 잘 자고 잘 먹고 잘 논다면 이미 충분히 회복 중이다. 완전히 깨끗해지는 것보다 중요한 건, 일상이 얼마나 흔들림 없이 유지되느냐다. 회복은 피부가 100점이 되는 게 아니라, 아이가 자신의 하루를 문제없이 살아가는 것이다.

무엇보다도 중요한 기준은 아이의 행복이다. 피부가 조금 거칠더라도 아이가 편안하고 밝게 지낸다면, 그건 부모가 회복을 잘 이끌고 있다는 뜻이다. 병을 없애는 것이 아니라, 아이의 삶을 지켜내는 것. 그것이 아토피 회복의 진짜 의미다.

하루를 돌아볼 때, 아이가 "오늘 재밌었어", "또 가고 싶어" 같은 말을 얼마나 자연스럽게 꺼내는지를 살펴보는 것도 회복의 중요한 단서가 된다. 예전에는 자주 긁거나 기분이 가라앉아 놀이 도중 쉽게 울고 돌아섰던 아이가, 요즘은 친구들과 더 오래 놀고, 사소한 일에도 웃는 일이 늘어났다면, 피부보다 먼저 몸과 마음이 안정되고 있다는 증거다. 특히 어떤 활동을 했을 때 아이가 가장 밝게 반응하는지를 부모가 파악하고, 그 시간을 생활 속에 자연스럽게 녹여가는 것만으로도 회복은 한층 더 안정적인 흐름을 타게 된다. 회복은 '피부를 관찰하는 일'이 아니라, '아이의 하루를 함께 경험하며 확인하는 일'이다. 표정, 말투, 놀이의 밀도—이 모든 것이 부모에게 회복의 방향을 알려주는 가장 정확한 신호가 된다.

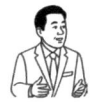 김원대 박사의 조언

**회복의 리듬은 아이가 아니라 부모가 만듭니다.**

아토피가 잠잠해졌다고 해서 관리가 끝난 것은 아닙니다. 오히려 회복기의 일상 리듬이 아이의 피부를 다시 흔들리지 않게 하는 핵심 열쇠입니다. 아이의 생활 패턴이 벗어나려 할 때, 지나치게 통제하지 않으면서도 균형을 되찾을 수 있도록 부드럽게 리드하는 자세가 필요합니다. '흐트러짐을 되돌릴 줄 아는 감각'이 회복기 부모의 가장 큰 힘입니다.

 이렇게 해보세요

☐ 아이의 수면, 식사, 놀이 시간표를 만들고 일관되게 지켜본다.
☐ 아이가 흐트러지는 순간이 올 때마다 "지금 다시 맞춰보자"는 태도로 리듬을 조율한다.
☐ 일주일 단위로 생활 루틴 점검표를 작성해 놓치기 쉬운 부분을 확인한다.
☐ 생활 리듬을 무너뜨리는 외부 일정(야간 외출, 불규칙한 식사 등)은 가급적 최소화한다.
☐ 리듬을 지킨 하루를 보낸 날, 아이와 함께 "오늘 잘 맞췄어!"라고 되짚으며 성취감을 느끼게 한다.

# 12장

## 아이의 몸과 리듬을 이해하기

## 회복 속도는 체질의 차이로부터

아토피를 경험하는 아이들의 반응은 하나같지 않다. 같은 환경, 같은 음식, 같은 생활 습관을 지녔어도 어떤 아이는 별 탈 없이 지나가고, 어떤 아이는 금세 뒤집혀 버린다. 부모 입장에서 가장 혼란스러운 지점이 바로 이 부분이다. "같은 걸 먹였는데 왜 우리 아이만 유독 뒤집히지?", "왜 이 아이는 진정되는 데 이렇게 오래 걸리는 걸까?" 이런 질문들이 반복되면서 부모는 자신을 탓하거나, 치료법을 의심하게 된다.

하지만 필자는 이럴 때 '체질'이라는 단어를 다시 생각해 보길 권한다. 흔히 체질을 타고난 성향처럼 여기는 경우가 많지만, 현대 면역학과 생리학의 관점에서 체질은 유전자, 환경, 미생물 군집, 정서 반응의 상호작용으로 형성된 '신체 반응의 패턴'이라고 이해할 수 있다. 쉽게 말해, 체질이란 아이가 자극을 어떻게 해석하고 반응하는지를 결정하는 고유한 신체의 언어다. 같은 꽃가루에 노출되었는데도 어떤 아이는 하루 정도 간지러움을 호소하고 금세 진정되지만, 다른 아이는 밤새 긁고 수면에까지 영향을 받는다. 이 차이를 만들어 내는 건 단순한 민감함이 아니라, 아이의 면역 시스템이 외부 자극을 얼마나 빠르게, 또 얼마나 과잉 반응 없이 처리할 수 있는지를 결정짓는 내적 구조다.

아이마다 피부 장벽의 두께와 보습 유지 능력, 가려움 수용체의 민감도, 수면 중 자율신경계의 안정성 등 회복에 관여하는 신체 조건 자체가 다르다. 이 때문에 단순히 '식단을 조정했는데 왜 안 좋아지지?' 혹은 '환경을 바꿨는데 왜 효과가 없지?'라고 단정하면, 체질이라는 결정적 요인을 놓치게 된다.

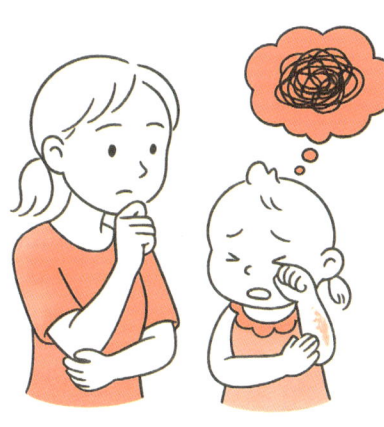

실제로 필자를 만났던 한 어머니는 "첫째 아이는 음식만 조절해도 금방 나아졌는데, 둘째는 모든 걸 다 바꿔도 나아지지 않는다"고 말했다. 그러나 관찰을 이어가면서 알게 된 건, 둘째 아이는 수면 리듬이 불안정하고, 스트레스 상황에서 피부 반응이 극단적으로 나타나는 '신경계 피부 연결 반응'이 민감한 체질이었다는 점이다. 환경 변화보다 감정의 흐름이 회복의 속도를 좌우했던 사례였다.

이처럼 아이의 회복 속도는 단순한 자극의 유무보다 그 자극에 대한 '해석 구조', 즉 체질에 의해 크게 영향을 받는다. 부모가 이 구조를 이해하고 나면, 조급함보다 관찰이 먼저 오게 된다. 아이의 체질이 갖는 리듬을 읽는 사람, 그것을 맞춰 조절해 주는 사람, 그 사람이 바로 부모다.

체질은 고정된 것이 아니다. 반복되는 자극 속에서 변화하기도 하고, 환경에 적응하며 리듬을 새로 형성하기도 한다. 결국 부모가 해야 할 일은 '내 아이가 어떤 체질인가'라는 질문에 답하려는 노력이다. 더위에 아토피가 심해지는 체질인지, 아니면 추위에 심해지는 체질인지를 알아야 한다. 그것이 바로 회복을 위한 전략의 첫 출발점이다.

## 환경과 리듬에 따라 달라진다

아토피가 좀처럼 나아지지 않을 때, 부모들은 "우리 아이는 원래 아토피 체질이라서요"라고 말하곤 한다. 그러나 '체질'이라는 단어에 갇히기보다, 아이의 몸이 환경과 리듬에 따라 끊임없이 조절되고 있다는 점에 주목할 필요가 있다.

같은 아이도 컨디션이나 계절, 수면과 식사의 흐름에 따라 피부 반응이 크게 달라진다. 이는 아토피가 고정된 특성이 아니라, 지금 이 순간의 생활 환경에 반응하는 '움직이는 상태'라는 뜻이다. 부모가 이 흐름을 읽고 조율해나가는 것이 무엇보다 중요하다.

예를 들어 어떤 아이에게는 특정 음식이 자극이 되지만, 다른 아이에겐 괜찮을 수 있다. 보습제나 정서적 자극에도 아이마다 반응이 다르다. 그래서 정답을 찾기보다는, 아이의 반응을 살피고 맞춰주는 태도가 더 실질적이다.

자연과 가까운 환경에서 자란 아이들이 아토피에 덜 민감하다는 연구들이 있다. 흙, 식물, 미생물 같은 자극이 면역 균형에 긍정적인 영향을 줄 수 있다는 것이다. 그러나 이 역시 정형화된 방법이 아니라, 아이에게 맞는 자극과 리듬을 찾는 과정이어야 한다.

결국 아토피 돌봄에서 중요한 건 고정된 체질을 바꾸는 게 아니라, 지금 내 아이의 컨디션을 이해하고 적절한 환경과 리듬을 조율하는 것이다. 부모는 아이를 이끄는 사람이 아니라, 옆에서 박자를 맞추는 파트너라는 마음으로 접근하면 충분하다.

## 아이마다 다른 반응과 회복 속도

같은 아토피라도 아이마다 증상과 회복 속도는 전혀 다르게 나타난다. 어떤 아이는 조금만 땀을 흘려도 온몸이 붉게 올라오는데, 또 어떤 아이는 똑같이 뛰어놀아도 멀쩡한 피부 상태를 유지한다. 부모 입장에서는 도무지 이해되지 않는 일이다. "왜 우리 아이는 유난히 심하게 반응할까?", "왜 어떤 아이는 쉽게 나아지는데 우리 아이는 더디기만 할까?" 그런 질문은 당연하다. 하지만 그 차이에는 분명한 이유가 있다. 바로 아이마다 타고난 생리적 구조와 후천적인 생활 리듬이 다르기 때문이다.

아토피는 본질적으로 면역 시스템의 과민반응으로 발생하는데, 이 과민반응의 정도와 패턴은 아이마다 다르게 형성된다. 어떤 아이는 피부 장벽이 약해 단순한 건조 자극에도 쉽게 염증이 생기고, 어떤 아이는 특정 음식에 대한 알레르기 반응을 일으키는 면역 항체(IgE)수치가 높아, 평소엔 괜찮다가도 해당 음식을 먹으면 갑자기 심하게 뒤집히는 경우가 있다. 또 다른 아이는 스트레스에 매우 민감해, 감정적인 자극만으로도 피부에 즉각적인 변화가 나타난다. 이처럼 피부 장벽의 구조, 면역 세포의 반응성, 신경계의 민감도 등 생리학적 기초 조건이 각기 다르기 때문에, 같은 자극에 전혀 다른 반응이 나오는 것은 이상한 일이 아니다.

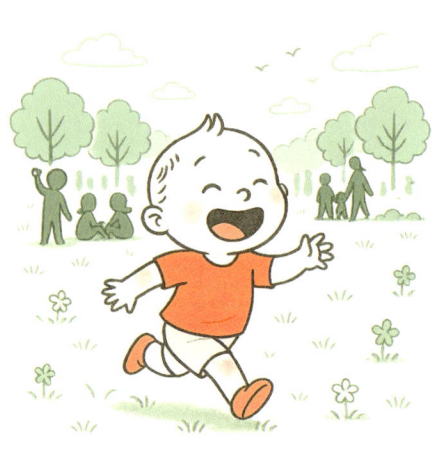

하지만 이러한 생리적 차이만으로는 회복 속도의 차이를 모두 설명할 수 없다. 아이의 일상 리듬, 특히 수면과 각성, 활동과 휴식의 흐름이 피부 상태에 직접적인 영향을 주기 때문이다. 예를 들어, 밤 10시에 자는 아이와 새벽 1시에 겨우 잠드는 아이는 그 자체로 면역 반응의 일주기 리듬이 달라진다. 피부의 재생은 숙면 중에 가장 활발하게 일어나며, 멜라토닌과 히스타민 등 염증 조절 호르몬의 분비 역시 시간대에 따라 변한다. 아토피 증상이 밤에 심해지는 것은 이 리듬이 깨져 있다는 신호이기도 하다.

실제로 필자가 만난 아이 중에는 평소 낮잠을 거르거나 늦게 잠드는 날이면 꼭 다음 날 피부 상태가 나빠지는 경우가 있었다. 반대로, 취침 시간을 2시간 앞당긴 것만으로도 긁는 횟수가 줄고, 아침에 훨씬 편안한 표정을 보이기 시작한 아이도 있었다. 회복은 피부에서 시작되는 게 아니라, 리듬이 먼저 정돈될 때 자연스럽게 따라오는 것이라는 사실을 이 경험이 말해준다.

계절에 따라도 리듬은 다르게 나타난다. 어떤 아이는 추운 겨울철만 되면 피부가 거칠어지고, 또 어떤 아이는 땀을 많이 흘리는 여름철에 증상이 심해진다. 조사에 따르면 부모의 75%가 겨울철에 아토피가 악화된다고 느낀다고 답했다. 기온이 낮아지면서 공기가 건조해지고, 실내 난방으로 인해 피부 수분이 쉽게 날아가면서 가려움과 염증 반응이 더 예민해지는 것이다. 반면 어떤 아이는 여름철 고온다습한 환경과 땀에 더 민감하게 반응해 오히려 더위가 적이 되는 경우도 있다.

이렇듯 아토피 반응은 단지 외부 자극 때문만이 아니라, 아이 고유의 생체 리듬과 환경에 대한 적응력의 상호작용 결과로 나타난다.

## 하루 패턴이 쌓여 만드는 변화

아토피는 피부에만 생긴 문제가 아니라, 아이의 하루 흐름 전체와 연결되어 있다. 수면, 식사, 수분 섭취, 활동과 휴식—이런 작은 생활 리듬이 모여 피부의 상태를 만들고, 회복의 흐름을 결정짓는다.

예를 들어, 수면은 회복의 기본이다. 잠이 부족하거나 자는 시간이 일정하지 않으면 피부도 쉽게 예민해진다. 반대로 일정한 시간에 잠들고, 자기 전 조용한 루틴으로 하루를 마무리하는 아이는 밤중 긁는 횟수도 줄고, 피부도 안정되는 경향이 있다.

식사 역시 '무엇을 먹느냐'보다 '언제, 어떻게 먹느냐'가 중요하다. 불규칙한 식사나 밤늦은 간식은 장에 부담을 주고, 이는 곧 피부로 이어질 수 있다. 정해진 시간에 식사와 간식을 나누고, 과도한 단 음식을 줄이는 것만으로도 피부 리듬은 한결 차분해질 수 있다.

수분 섭취도 중요하다. 하루 동안 나눠 마시는 습관은 피부 건조를 막아준다. 반면 늦은 밤에 물을 몰아 마시면 자주 깨게 되고, 그로 인한 수면 방해가 다시 피부에 영향을 준다.

하루의 활동과 휴식 역시 균형이 필요하다. 무리한 운동도, 과도한 정적인 생활도 모두 피부 리듬을 흐트러뜨릴 수 있다. 아이가 적당히 몸을 움직이고, 충분히 쉴 수 있도록 돕는 것만으로도 피부는 그 리듬을 기억하고 반응한다.

완벽한 하루를 만들 필요는 없다. 다만 일정한 시간에 자고, 먹고, 쉬는 생활이 꾸준히 반복될 수 있도록 흐름을 지켜주는 것. 그 단순한 리듬이 아이의 피부를 조금씩 변화시켜 나간다.

## 관찰과 일지의 힘

아토피 관리는 감으로만 하기에는 너무 복잡한 문제다. 피부에 나타나는 반응은 수면, 식사, 스트레스, 계절, 감기 증상, 새로운 환경 노출 등 너무 많은 변수들 속에서 변화무쌍하게 나타난다. 그러다 보니 부모는 늘 질문 속에 놓인다. "왜 오늘은 괜찮았지?", "왜 갑자기 다시 나빠졌지?" 하지만 이런 질문에 답하기 위해서는 막연한 기억이 아니라, 축적된 관찰이 필요하다. 아이의 증상이 반복되면서도 규칙성이 없어 보인다면, 그것은 패턴이 없는 게 아니라, 기록이 없기 때문일 가능성이 크다. 실제로 필자가 상담한 수많은 부모들 가운데 "그날그날을 기억하려고 애썼지만, 막상 지나고 보면 아무것도 알 수 없었다"고 털어놓는 경우가 많았다. 그러나 기록을 시작한 뒤로는 말이 달라졌다.

"우유를 먹은 날 다음 날마다 꼭 뒤집히더라고요.", "비 오는 날은 오히려 괜찮고, 건조한 날만 반응했어요.", "밤 9시 전에 재우면 다음날 아침 피부가 훨씬 부드럽게 일어나요." 이처럼 기록은 정보를 모으는 행위가 아니라, 해석할 수 있는 구조를 만드는 일이다.

아토피 일지는 거창한 전문 지식 없이도 쓸 수 있다. 중요한 것은 디테일이 아니라 관계성이다. 어떤 자극이 어떤 시간대에 어떤 방식으로 반응을 유도했는지를 보는 것이다.

"오전 10시 공원 놀이 → 오후 다리 긁기 시작 → 저녁에 빨갛게 올라옴" 이런 단순한 3단 연결만으로도 부모는 중요한 통찰을 얻는다.

"우유 한 컵 먹음 → 별 반응 없음 → 같은 날 밤, 기침 동반된 피부 반응" 이 기록은 알레르기 반응인지, 면역 전반의 변화인지 구별할 실마리가 된다.

기록은 단지 과거를 보존하는 것이 아니라, 미래를 예측하는 단서가 된다. 특히 2~3주 이상 데이터를 쌓으면 반복되는 흐름이 자연스럽게 보인다. 아이의 컨디션이 나빠질 조짐을 미리 감지해 미세 조정을 하거나, 새로운 보습제나 식단 조정 후의 효과를 비교 평가하는 데도 유용하다.

처음부터 정교한 시스템을 만들 필요는 없다. 달력에 한 줄씩만 써도 되고, 증상이 나쁘거나 좋았던 날을 색깔로 표시해도 된다. 핵심은 '어제와 오늘의 차이'를 객관적으로 받아들이는 습관이다. 결국 일지는 단순한 기록을 넘어, 아이의 리듬을 이해하고 조율하기 위한 부모의 도구다.

## 회피가 아니라 조율이다

아토피 관리는 흔히 피해야 할 것들을 줄줄이 나열하는 것으로 시작된다. 먼지 많은 환경, 특정 음식, 자극적인 세제나 섬유 등. 이처럼 회피 중심의 접근은 기본적으로 필요한 전제지만, 거기서 멈추면 아이의 삶은 너무 쉽게 좁아진다. 피하기만 하는 전략은 생활의 유연함을 빼앗고, 정서적 위축과 가족 내 스트레스까지 불러올 수 있다. 무엇보다 피부를 무언가로부터 지키는 데만 집중하면, 아이는 결국 '할 수 없는 것들'로 둘러싸인 사람이 된다.

필자는 오랜 연구를 통해 이런 방식의 한계를 분명히 보아왔다. "그건 하지 마라", "그건 먹으면 안 된다"는 말이 반복되면, 아이는 어느새 자기 몸을 두려워하게 된다. 오히려 피부는, 일정한 자극에 대해 '견디는 힘'을 서서히 길러갈 수 있는 방향으로 훈련되어야 한다. 그것이 바로 '회피'가 아니라 '조율'이라는 개념이다.

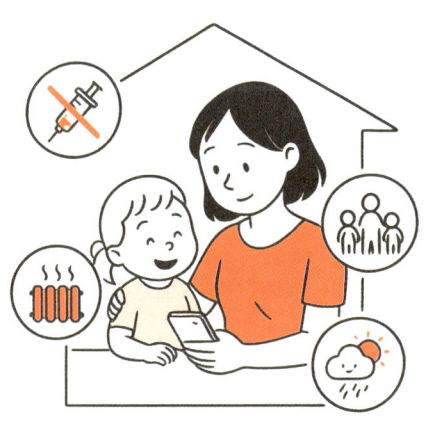

맞춤형 관리란, 단순히 해로운 것을 피하는 데서 멈추지 않고, 아이의 체질과 리듬을 이해한 위에서 생활을 능동적으로 조절하는 전략적 돌봄 방식이다. 맞춤형 관리에는 몇 가지 원칙이 있다.

첫째, 피할 것은 현명하게 피하되, 반드시 필요한 자극은 관리된 노출을 시도해볼 수 있어야 한다. 단, 알레르기 의심 식품처럼 의료적 위험이 있는 경우는 반드시 전문가의 지도하에 접근해야 한다.

둘째, 생활환경은 아이만을 위해 완전히 특수하게 꾸미기보다, 가족 전체가 지속 가능한 선에서 조정되어야 한다. 습도 조절, 환기, 섬유 선택 등도 모두 '과하지 않되 충분히 편안한 수준'이 기준이 되어야 한다.

셋째, 리듬은 일정하게 유지하되 융통성 있는 조절을 염두에 둬야 한다. 아이의 상태는 매일 조금씩 다르다. 때로는 강도를 줄이고, 때로는 루틴을 유연하게 풀어주는 감각이 필요하다. 목표는 부모의 개입을 늘리는 것이 아니라, 아이가 점차 스스로 자기 리듬을 감각할 수 있도록 하는 것이다.

## 회복의 궤도에 오르다

아토피 관리의 여정은 언제나 직선이 아니라 곡선에 가깝다. 어떤 날은 피부가 말끔하게 나아져 희망이 생기다가도, 또 어떤 날은 이유 없이 뒤집혀 낙심하는 일이 반복된다. 이처럼 호전과 악화가 교차하는 시간 속에서 부모는 지치고, 때로는 '정말 나아지고 있는 걸까'라는 회의감에 빠지게 된다. 그러나 체질과 리듬을 이해하고, 아이의 생활을 그에 맞게 조율해 온 시간이 쌓이면, 어느 순간부터 흐름이 달라지는 것을 느끼게 된다. 필자는 그 시점을 '회복의 궤도에 진입했다'고 표현한다.

회복의 궤도란 증상이 완전히 사라지는 상태를 의미하지는 않는다. 그보다는 증상이 발생하더라도 이전보다 훨씬 덜 심하게, 그리고 더 빨리 회복되는 리듬이 만들어지는 시점이다. 이전에는 한 번 뒤집히면 몇 주씩 고생하던 아이가 이제는 며칠 안에 진정되고, 긁는 횟수도 눈에 띄게 줄어들었다면, 그 흐름은 이미 회복의 궤도에 접어든 것이다. 부모도 변화한다. "이 정도면 이틀 정도 보습 강화하면 나아지겠지"라고 대응할 수 있는 감각이 생긴다. 더 이상 '언제 또 터질지 몰라' 조마조마하지 않고, 예측 가능한 그림을 그릴 수 있게 되는 것이다.

이런 변화는 단숨에 오지 않는다. 하지만 부모가 지치지 않고 아이의 하루를 조율해 온 노력은 어느 순간부터 서서히 누적된 힘으로 작동하기 시작한다. 일단 회복의 흐름이 시작되면, 선순환이 뒤따른다. 피부가 안정되면 아이의 정서도 편안해지고, 생활 리듬이 더 잘 맞춰진다. 그렇게 리듬이 단단해지면 피부도 더 안정적으로 반응한다. 아이의 몸과 마음, 부모의 감각과 대응 모두가 조화를 이루기 시작하면, 관리라는 말 대신 '함께 살아가는 방법'이라는 표현이 어울리는 단계에 들어서는 것이다.

회복의 궤도에 들어서면, 아이의 몸이 먼저 그 사실을 말해준다. 예전에는 땀이 조금만 나도 바로 뒤집히던 피부가, 이제는 한바

탕 뛰어논 후에도 잠시 붉어졌다가 금세 가라앉는다. 계절이 바뀌어도 증상이 갑자기 악화되지 않고, 변화를 흡수하듯 조금씩 적응해가는 모습을 보여준다. 소화가 예민했던 아이가 낯선 음식을 먹어도 무탈하게 넘기는 날이 늘어나고, 밤잠을 자는 깊이와 수면 중 뒤척임도 줄어든다. 이러한 몸의 변화는 말로 표현되진 않지만, 회복이 겉모습 너머에서 실질적으로 진행되고 있음을 보여주는 분명한 신호다. 피부만 보는 눈으로는 놓치기 쉬운 이 변화는, 진정한 회복이 '생활을 견디는 힘'에서 시작된다는 사실을 조용히 증명한다.

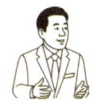 김원대 박사의 조언

**완치를 기대하기보다, 회복을 살아가기**

아토피는 '완치'라는 단어보다는 '함께 살아가는 회복'이라는 개념으로 접근해야 합니다. 증상이 나타나는 것 자체가 실패가 아니며, 다시 균형을 찾을 수 있다면 그것이 진짜 회복입니다. 부모와 아이 모두 이 마인드셋을 갖고 나아갈 때 아토피는 두려운 질환이 아닌 관리 가능한 삶의 일부가 됩니다.

 이렇게 해보세요

☐ 아이가 다시 긁기 시작해도 당황하거나 실망하지 말고 "괜찮아, 다시 조절할 수 있어"라고 말해준다.
☐ 주 1회 '생활 피드백 시간'을 마련해 어떤 생활 요소가 영향을 줬는지 아이와 함께 점검한다.
☐ 피부가 흔들릴 때 바로 약이나 강한 방법을 쓰기보다 먼저 리듬과 환경을 되돌아본다.
☐ 아이에게 "다 나은 게 아니라, 잘 관리할 수 있는 몸이 된 거야"라고 이야기해준다.
☐ 부모 스스로도 '흔들려도 괜찮다, 다시 균형으로 돌아가면 된다'는 마음을 되새긴다.

# 13장

## 가족의 작은 변화가 만든 큰 기적

## 아토피가 만든 새로운 가족의 관계 지도

아토피는 처음에는 아이 한 사람의 피부에만 나타나는 문제처럼 보인다. 그러나 시간이 지나면서 부모의 수면, 식사, 일정, 감정 상태까지 조금씩 흔들기 시작한다. 아이의 증상이 반복되고, 관리가 길어질수록 가족 구성원 하나하나의 삶도 그 중심을 기준 삼아 재편된다. 누군가는 밤잠을 설쳐 피로가 쌓이고, 누군가는 장을 볼 때마다 성분표에 민감해지며, 형제는 "왜 얘만 특별 대우야?" 하는 말을 흘리기도 한다. 결국 아토피는 단순한 피부염이 아니라, 가족 전체의 생활 구조와 감정 지도까지 다시 그리게 만드는 사건이 된다.

그래서 회복 또한 아이 혼자만의 일이 아니다. 피부가 가라앉는다고 해서 곧바로 끝나는 것이 아니며, 생활의 조율이 한 사람에게만 집중된 상태라면 그 회복은 오래 지속되기 어렵다. 회복은 가족 모두가 경험하는 변화여야 한다. 누가 얼마나 더 많이 헌신했느냐보다, 이 시간을 가족 전체가 어떤 사건으로 받아들이고 있느냐가 더 중요하다.

한 가족의 사례가 떠오른다. 처음에는 엄마 혼자 관리 전반을 떠안으며 고군분투했지만, 갈수록 탈진해 갔다. 그 가정이 전환점을 맞은 건, 아이의 피부가 나아졌기 때문이 아니었다. 오히려 가족 모두가 이 회복 과정을 '함께 겪는 일'로 받아들이기 시작했을 때, 분위기가 바뀌었다. 형은 동생의 보습제를 챙기고, 아빠는 외출 후 실내 온도를 체크하며 협력했다. 조부모는 예전 생각을 고집하기보다는 아이에게 맞는 방식을 배우고 적응해 나갔다. 아토피는 이제 누군가 한 명의 문제가 아니라, 생활 속의 하나의 루틴처럼 자리 잡은 가족의 일상 일부가 되어 있었다.

이처럼 회복이 가족 안에 공유되기 시작하면, 그 흐름은 훨씬 오래 유지된다. 아이는 더 이상 혼자만 예민하거나 특별한 존재가 아니라, 함께 배려받고 함께 노력하는 구성원으로 자리매김하게 된다. 형제는 정서적으로 성숙해지고, 부모는 책임을 나눠 가짐으로써 지속 가능한 돌봄의 방식을 발견한다. 조부모와의 세대 차이도, 일방적 설명보다 생활 속 경험과 작은 성공을 공유하는 방식으로 다가가면 벽이 무너지기 시작한다. "옛날에는 이런 거 없었다"는 말 대신 "요즘은 다르더라"는 공감이 생겨날 때, 아토피는 단순한 질병이 아닌 가족 관계의 변화 촉진제가 된다.

## 한목소리로 만드는 회복의 리듬

아토피 관리는 부모 한 사람의 손끝에서 이루어지지 않는다. 수면을 조율하고, 가장 중요한 식단을 관리하며, 아이의 감정을 감싸주는 하루하루의 조정은 부모가 함께 맞춰 나가야 완성되는 흐름이다. 그런데 이 흐름이 어긋나는 경우가 많다. 엄마는 보습에 집중하고 아빠는 자연요법을 선호하거나, 한쪽은 병원 치료를 고집하고 다른 쪽은 약 사용을 꺼리는 식의 불협화음이 생길 때 아이는 정서적으로도 흔들리게 된다. 아이의 입장에서는 무엇을 하느냐보다, 누가 어떻게 말하고 행동하느냐가 더 먼저 감지된다.

"이건 먹으면 안 돼"라는 말을 두 사람이 전혀 다른 어조로 반복하면, 아이는 내용이 아니라 분위기를 먼저 받아들인다. 그래서 아토피 돌봄에서 가장 중요한 협력은 정보의 일치가 아니라 '태도의 합'이다.

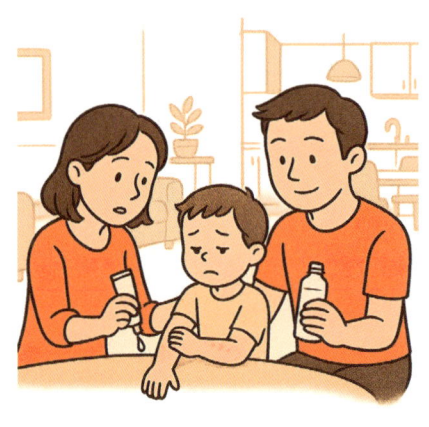

필자가 살펴본 한 가정은, 같은 연고를 쓰면서도 엄마는 걱정 섞인 표정으로 바르고, 아빠는 아무렇지 않게 덤덤히 발랐다. 아이는 엄마가 연고를 들 때마다 몸을 움츠리고 긴장했다. 결국 치료의 효과보다 태도가 전달한 감정이 아이의 피부 반응을 먼저 좌우했다. 부모가 한쪽 방향을 바라보고 있다는 감각은, 아이에게 치료보다 강한 안전신호가 된다.

이 일관성을 만들기 위해 부모는 함께 회복 전략을 설정하고 생활 기준을 나란히 세워야 한다. 예를 들어 먹지 말아야 할 음식은 무엇이고, 사용할 제품의 기준은 어디까지이며, 병원 치료와 생활 조절의 균형은 어떻게 맞출 것인가를 함께 결정하고, 그 원칙이 아이 앞에서 흔들리지 않도록 조정하는 것이 중요하다. 같은 정보를 공유하고, 같은 리듬을 유지하며, 아이를 바라보는 기준을 함께 만드는 것, 그것이 바로 부모가 만들어 낼 수 있는 '회복의 공간'이다.

## 형제자매도 함께해야

아토피 아이를 돌보는 과정에서 부모가 가장 신경 쓰게 되는 대상은 아이 본인이지만, 그 바로 곁에서 영향을 받는 또 다른 존재가 있다. 바로 형제자매다. 요즘은 형제가 없는 집도 많지만, 두 명 이상의 자녀를 키우는 가정이라면 반드시 한 번쯤 마주하게 되는 주제가 있다. 아픈 아이를 중심으로 돌아가는 생활 속에서, 다른 아이는 어떤 감정을 겪고 있을까?

아토피는 특정 아이의 질병이지만, 그것을 중심으로 변화된 생활은 형제 모두에게 영향을 미친다. 식단이 바뀌고, 외출 계획이 조정되며, 부모의 관심이 한쪽으로 쏠리는 일이 반복되면, 질투나 소외감, 불만 같은 감정이 자연스럽게 따라붙는다. 어떤 형제는 "왜 나만 혼나?", "왜 얘는 맨날 특별 대우야?"라고 말하며 자기 자리를 의심한다. 이런 감정은 방치하면 형제간 관계에 균열을 만들 수 있다.

하지만 반대로, 이 상황을 기회로 삼을 수도 있다. 필자는 여러 가족 사례를 통해 확인해 왔다. 부모가 아픈 아이에게만 집중하지 않고, 형제에게도 이 상황에 '참여할 수 있는 자격'을 부여했을 때, 아이는 희생자가 아니라 함께 싸우는 동료로 변했다. 가령, 동생의 보습제를 도와 바르게 하거나, 가려움을 덜 느끼도록 같이 게임을 해주거나, 놀이터에서 자극이 되는 행동을 조심해 주는 등의 행동은 형제에게도 자신의 역할과 중요성을 느끼게 해주는 좋은 도구가 된다.

"우리 모두가 동생의 피부를 위해 함께 싸우고 있어." 이 감각은 형제에게 단순한 이해를 넘어선 연대감을 만들어 준다. 동생을 챙기는 형의 손에서, 부모는 새로운 돌봄의 협력자를 발견하게 된다. 한 형은 밤에 동생이 긁기 시작하면 즉석에서 동화를 들려주며 주의를 돌려주었고, 또 한 누나는 간식 시간에 동생의 기호식 대신 함께 먹을 수 있는 건강 간식을 고르는 일을 맡았다. 이런 작은 실천이 모여 형제는 더 이상 방관자가 아니라 돌봄의 주체로 성장한다.

하지만 중요한 건, 이 모든 과정에서 형제의 감정을 억누르지 않는 것이다. "너는 형이니까 당연히 양보해야지"라는 말은 금물이다. 아이는 동생을 위해 뭔가를 했을 때, 부모로부터 충분히 인정받고 칭찬받아야 한다. "네가 도와줘서 동생이 오늘 긁는 걸 참았어. 정말 멋졌다"는 식의 표현은 형제에게 기여감을 넘어 자존감을 키워주는 피드백이 된다. 때로는 형제와만 보내는 특별한 시간, 작은 보상이나 파티 같은 형식적 격려도 도움이 된다.

## 부모 세대의 도움도 필요하다

아토피 관리에서 부모 세대, 즉 조부모 역시 중요한 역할을 할 수 있다. 직접 함께 살지 않더라도, 아이를 잠시 봐주거나 간식을 챙겨주는 일만으로도 그 영향력은 작지 않다. 아이에게는 정서적 지지를, 부모에게는 육아의 부담을 함께 나눌 수 있는 든든한 존재다.

하지만 생활방식이나 질환에 대한 인식 차이에서 갈등이 생기기도 한다. "어릴 땐 참아야 낫는 거다" 혹은 "흙을 묻혀야 튼튼해진다"는 식의 전통적 신념은, 섬세한 아토피 관리와 충돌할 수 있다. 이럴 때 중요한 건 일방적인 통제가 아니라, 아이의 상태와 반응을 설명하고 생활 사례를 공유하며 자연스럽게 이해를 이끌어내는 태도다.

조부모와의 신뢰가 형성되면, 생활 수칙을 공유하는 협력이 가능해진다. 예를 들어 보습 루틴, 간식 기준, 공기 질 관리 등 작은 요소들을 함께 조율하면 집 안팎의 관리 간극이 줄어들고, 아이의 피부는 더 안정적으로 반응한다.

무엇보다도 조부모는 아이에게 깊은 정서적 안정감을 줄 수 있다. 느긋한 말투, 반복적인 일상, 따뜻한 응원은 아이의 긴장을 완화하는 데 큰 힘이 된다. 실제로 "시골 할머니 댁에 가면 덜 긁어요"라는 말은 단지 공기 때문만이 아니라, 정서적 여유와 관계의 안전감이 작용한 결과일 수 있다.

민간요법이나 전통적인 생활 지혜도 무조건 배제할 필요는 없다. 다만 현대 관리 기준과 조화를 이루도록 중심은 부모가 잡아야 한다. 지혜는 응용하고, 기준은 조율하는 방식이 가장 안정적인 협력 모델이 된다.

아토피 관리에서 조부모는 외부인이 아니라, 함께 생활의 리듬을 만들어가는 중요한 조율자다. 가족 전체가 정보를 나누고, 감정을 존중하며 함께 흐름을 이어갈 때, 아이의 회복은 보다 안정되고 지속적인 길을 걸을 수 있다.

## 회복을 만들어 낸 가족의 선택들

가족이 함께해야 한다는 말은 누구나 알고 있지만, 막상 일상 속에서 어떻게 실천할지는 여전히 어렵게 느껴진다. 그러나 필자는 오랜 시간 상담해 온 여러 가족들의 실제 사례를 통해, 각자의 상황에서 자신만의 방법으로 회복의 흐름을 만들어 낸 가족들을 보아왔다. 그 과정은 거창하지 않았다. 오히려 일상에서의 작고 조용한 조율, 그리고 그 안에 담긴 서로를 향한 태도가 회복을 현실로 만들었다.

한 맞벌이 부부는 아이의 밤중 가려움으로 인해 부모 모두가 수면 부족에 시달렸다. 처음에는 엄마 혼자 아이를 돌보며 탈진했고, 부부 간 갈등도 커졌다. 이때 두 사람은 돌봄 구조 자체를 조정하기로 결정했다. 야간 돌봄을 교대하고, 아침 루틴을 분담하며, 주말에는 한 사람이 완전히 쉴 수 있는 시간을 만들어줬다. 서로의 피로를 이해하고, 함께 회복의 파트너가 되는 구조를 설계한 이 선택은 아이의 피부뿐 아니라 가족 전체의 감정 상태를 안정시켜 주었다.

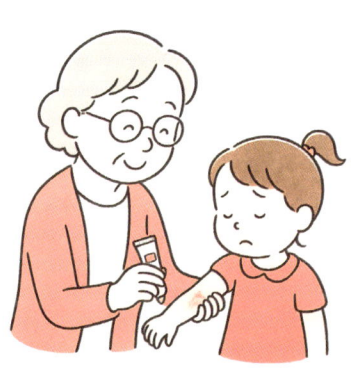

한편, 평일 동안 외할머니가 아이를 돌보는 또 다른 가정에서는 생활 수칙의 차이로 어려움을 겪고 있었다. 간식을 주거나 보습제를 생략하는 일이 반복되며 아이의 피부가 들쭉날쭉해졌고, 결국 갈등으로 번질 뻔했다. 이 가족은 할머니와 함께 병원에 가서 의사의 설명을 함께 들었고, 이후 간단한 생활 수칙을 종이에 정리해 냉장고에 붙였다. 할머니는 보조자가 아닌 동등한 돌봄 파트너로서 참여했고, 아이는 어느 공간에서도 혼란 없이 회복의 흐름을 이어갈 수 있었다. "이제는 뭐든 물어보고 확인하게 되었어요"라는 할머니의 말처럼, 신뢰는 설명과 동행에서 시작된다는 사실을 실감할 수 있었다.

이처럼 가족이 함께 회복의 흐름을 만들어 간다는 건, 거대한 의지나 특별한 기술이 필요한 일이 아니다. 각자의 입장에서 자신이 감당할 수 있는 만큼의 역할을 찾아내고, 그 역할을 꾸준히 해내려는 태도가 모였을 때, 아이의 피부는 분명히 반응한다. 아토피는 한 사람만의 싸움이 아니다. 그리고 회복 또한 어느 날 갑자기 오는 변화가 아니다. 누군가는 밤에 아이를 돌보고, 누군가는 건강한 간식을 준비하며, 또 누군가는 따뜻한 말 한마디로 아이의 마음을 다독인다. 이 일들이 반복될 때, 가족은 점점 더 단단해진다.

## 앞으로 실천할 일들은?

지금까지 가족이 함께 걸어온 시간 속에는 많은 변화가 있었다. 피부가 진정되고, 밤잠을 편히 자고, 아이의 웃음이 조금씩 늘어난 하루하루는 단지 약의 효과만으로 설명되지 않는다. 각자의 자리를 지키며 실천한 작은 노력들—엄마의 손길, 아빠의 배려, 형제의 협조, 할머니의 관심—그 모든 조각이 모여 아이의 회복을 가능하게 만들었다.

하지만 중요한 건 지금부터다. 변화가 시작되었을 때, 그것을 오래 유지하는 힘은 꾸준한 실천에서 나온다. 그래서 이 장의 마지막에서는 지금까지의 흐름을 다시 삶 속에서 굳건히 이어가기 위해, 가족이 일상 속에서 바로 적용할 수 있는 여섯 가지 실천 팁을 정리해 본다.

첫째, 하루 한 번이라도 가족이 아이의 상태를 함께 점검하는 루틴을 만든다. 꼭 회의처럼 거창할 필요는 없다. 아침 식사 전, 혹은 잠들기 전, "오늘은 몇 번 긁었는지", "무슨 간식을 먹었는지", "로션은 잘 챙겼는지" 등을 간단히 나누는 것으로 충분하다. 이런 대화는 아이의 컨디션을 체크하는 동시에 가족 모두가 흐름을 인식하게 해준다.

둘째, 아이에게 '나만 특별하다'는 느낌이 들지 않도록 가족 전체가 함께 실천하는 모습을 보여준다. 모두가 로션을 바르고, 같은 식탁에서 같은 음식을 먹는 아주 단순한 행동만으로도 아이는 "혼자가 아니구나"라는 안도감을 갖게 된다.

셋째, 가족 구성원이 도와준 순간은 꼭 구체적으로 칭찬해 준다. "오늘 동생 로션 바르기 도와줘서 고마워", "오늘 건강 간식 챙겨주신 덕분에 아이가 덜 긁었어요"처럼, 기여를 언급하며 인정하는 태도는 자연스러운 동기 부여로 이어진다.

넷째, 제한 리스트보다 '괜찮은 것들'을 모은 오케이 리스트를 만들어 공유한다. 냉장고에 붙여두고 누구든 확인할 수 있도록 하면, 작은 혼선도 줄고, 조부모나 형제도 편하게 기준을 따를 수 있다. 피해야 할 것을 외우기보다, 허용되는 것을 나누는 방식이 훨씬 실천하기 쉬운 구조다.

다섯째, 가족 미팅은 작고 자주 한다. 한 달에 한 번 회의보다, 10분짜리 대화를 격주로 나누는 것이 훨씬 실효성이 높다. "이번 주는 어떤 보습 루틴이 좋았는지", "학교 다녀온 뒤에 뭐가 달라졌는지" 등 소소한 주제를 함께 나누면 회복은 가족 안에서 '일상적인 이야기'로 자연스럽게 녹아든다.

여섯째, 피부가 좋아졌을 때는 그 공로를 가족 전체의 성취로 기억한다. "약 덕분이야"보다 "이번 주엔 우리 가족이 모두 잘 해줬어"라고 말하는 편이 낫다. 그렇게 회복을 공동의 결과로 인식하게 되면, 누구 하나의 부담이 아닌 모두의 책임감과 보람으로 전환된다.

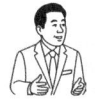 김원대 박사의 조언

**부모의 회복이 아이의 회복을 지탱합니다.**

아이의 피부가 좋아져도, 부모는 여전히 긴장과 두려움 속에 살아가곤 합니다. 회복이란 단지 아이의 몸에만 해당하는 것이 아니라, 함께 지쳐왔던 가족의 마음과 생활도 다시 회복되는 과정이기 때문입니다. 부모가 자신의 감정도 돌보고 일상의 평온을 되찾을 때, 아이에게도 진정한 안정이 전달됩니다.

 이렇게 해보세요

☐ 아이 상태에 일희일비하기보다, 주 단위로 큰 흐름을 보는 관점을 가져본다.
☐ '내가 잘하고 있는가?'를 점검하는 시간보다 '내가 지치지는 않았나?'를 돌아보는 시간을 더 자주 가진다.
☐ 하루에 10분, 부모 자신만을 위한 여유 시간을 정해 책을 읽거나 산책을 한다.
☐ 배우자와 감정 나누기: "오늘은 내가 이런 기분이었어"라고 공유하는 시간을 만든다.
☐ 부모 자신에게도 "잘 버텼어, 천천히 가도 괜찮아"라는 말을 해준다.

# 14장

## 아토피를 지나, 함께 자라는 시간

## 회복 이후, 관리의 기술

아토피는 완치될 수 있다. 그러나 한동안 잠잠하던 피부가 계절이 바뀌거나 생활 리듬이 무너지면 다시 흔들리기 시작한다. 그래서 진짜 관리는 피부가 괜찮아진 지금부터 시작된다고 해도 과언이 아니다.

필자가 가장 많이 받는 질문 중 하나는 "피부는 좋아졌는데, 뭔가 다시 올라올까 봐 불안해요"라는 말이다. 그 불안은 근거가 있다. 아토피는 만성 재발성 질환이기 때문에, 회복기의 관리 방식은 이전과 달라야 한다.

가장 먼저 봐야 할 것은 피부의 촉감 변화다. '거칠다', '툭툭 올라온다', '보들보들하지 않다'는 느낌은 눈보다 손이 먼저 알아챌 수 있다. 아토피 아이의 피부는 호전기에도 주기적으로 수분 장벽이 약해지는 시점이 있는데, 이때 적절한 타이밍에 보습과 자극 차단을 강화하면 큰 재발을 막을 수 있다. 특히 뺨, 팔꿈치, 무릎 뒤처럼 반복적으로 반응하던 부위는 일종의 조기경보 지대로 설정해 두는 것이 좋다. 이 부위는 관리 기준을 조금 더 높게 잡고, 평소보다 이틀에 한 번 더 점검하는 방식이 효과적이다.

두 번째는 '기분 변화'와 '수면 흐름'을 연결해 관찰하는 것이다. 많은 부모가 간과하는 부분 중 하나는, 아이가 컨디션이 나빠지기 전 짜증이나 신경질 같은 감정 변화부터 먼저 나타낸다는 점이다. 피부가 심하게 붉어지기 전, 이미 몇 일 전부터 잠이 얕아지거나 아침 기상이 늦어지고, 활동량이 줄어드는 경우가 많다. 이처럼 피부 상태와 관계 없어 보이는 '심리-신체 연결 반응'을 감지하면, 피부가 아직 멀쩡해 보여도 회복 리듬이 흔들리려는 징조로 받아들여야 한다. 이 시기에는 스케줄을 줄이고 수면과 정서 자극을 줄여주는 대응이 필요하다.

세 번째는 계절 변화에 대한 사전 대응 전략이다. 아이마다 반응하는 계절 패턴이 있다. 어떤 아이는 봄철 꽃가루와 자외선에 예민하고, 어떤 아이는 겨울철 실내 건조와 온도 차에 취약하다. 문제는 이 증상이 '정점에 도달했을 때'가 아니라, 계절이 전환되는 시점에서 예고 없이 시작된다는 것이다. 예를 들어, 봄이 시작되기 전부터 보습제를 한 단계 더 리치한 제형으로 바꾸고, 공기청정기와 이불 교체를 앞당기며, 피부 스트레스를 줄이기 위한 실내 활동 중심의 일정을 늘려야 한다.

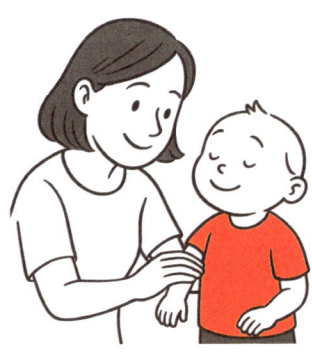

최소한 아토피가 좋아졌다고 판단할 수 있는 것은 태선화되고 색소 침착된 피부가 정상 피부처럼 되어 흔적이 없어야 한다.

이 시기에는 '관리 수준을 낮추기'가 아니라, '관리의 강약을 조정하기'라는 개념으로 접근해야 한다. 예를 들어 식품 제한을 해제할 땐 새로운 음식을 도입할 때는 하루에 하나씩만 시도하거나, 증상이 없더라도 3~5일간 피부 변화를 지켜보고 다음 단계로 넘어가는 것을 권장한다. 이런 점진적 접근은 아이의 자율성과 회복 리듬을 해치지 않으면서도, 재발 가능성을 최소화할 수 있는 전략적 실천이 된다.

## 식단, 점진적으로 넓혀가기

식단 확장은 회복기 부모에게 가장 섬세한 판단을 요구하는 영역이다. 그동안 무조건적으로 제한했던 음식들을 하나씩 다시 꺼내보는 이 시기에는, 단순히 "먹여도 될까?"보다 "이 음식이 정말 다시 필요한가?", "지금이 적절한 타이밍인가?"를 먼저 물어야 한다. 중요한 것은 속도보다 방향이다. 서두르면 실패 확률이 높고, 실패는 아이뿐 아니라 부모의 자신감도 무너뜨린다. 다만 이 책에서 말하는 식단 확장은, 진단된 식품 알레르기와는 별개의 이야기다. 예컨대 이전에 어떤 음식을 먹고 두드러기나 호흡곤란 같은 급성 반응을 겪은 경우, 혹은 병원에서 검사 결과 특정 항원에 과민한 수치를 보였던 경우라면, 그 식품은 이 장에서 말하는 '회복기 재도전 음식'으로 분류하지 않는다. 이런 경우에는 식단 관리보다 더 근본적인 식품 선택 기준이 필요하다. 필자가 이 장에서 강조하는 회복기 식단 확장은 어디까지나 "

그동안 불안 때문에 피했던 음식, 혹은 아토피와 연결된다는 인식 때문에 제한되었던 식재료"를 다시 천천히 복귀시키는 과정이다. 예컨대 밀가루, 달걀, 유제품, 해산물, 특정 과일처럼 명확한 반응이 없었지만 '혹시 몰라' 빼두었던 경우들이 이에 해당한다. 실제로 많은 부모들이 "밀가루를 끊은 뒤 피부가 나아졌지만, 밀가루 자체가 문제였는지는 확신할 수 없었다"고 말한다. 이럴 때는 "피해서 좋아진 것"과 "피하니 우연히 나아진 것"을 구분해 보는 과정이 필요하다.

단지 "먹어도 될까"가 아니라, "우리 아이는 지금 이 음식을 소화할 정도로 회복되었는가?"라는 감각으로 한 번에 많은 양이나 여러 종류로 접근하지 않고, 변화를 보면서 조금씩 접근하자.

## 재발은 올 수 있다.

재발은 누구에게나 올 수 있다. 그리고 많은 부모들은 그 순간 완전히 무너진다. 하지만 필자가 기억하는 어떤 가족은, 재발을 겪은 이후 오히려 아이의 피부가 더 단단해졌다. 처음엔 그들 역시 당황했다. 수개월 동안 완전히 가라앉았던 증상이 어느 날 갑자기 되살아났고, 부모는 "이 모든 시간이 헛된 게 아니었을까"라는 생각에 좌절했다. 하지만 며칠 뒤, 이들은 뜻밖의 전환을 시작했다. 과거처럼 감정적으로 반응하지 않고, 무엇이 달라졌는지를 구체적으로 기록해 보기로 한 것이다.

그 가족은 수첩을 꺼내 그 주간의 일상을 되짚었다. 그 결과, 아이가 평소보다 늦게 잠든 날이 세 번 있었고, 보습제를 빠뜨린 날이 두 번 있었다. 부모는 "이 정도는 괜찮겠지" 했던 작은 틈들이 모여 결국 피부 반응으로 나타났음을 인정했다. 그때부터 이들은 '다시 이전으로 돌아가자'가 아니라, '이번 기회에 더 나은 루틴을 만들자'는 방향으로 전환했다. 아침과 저녁 루틴을 5분 앞당기고, 외출 후 간단한 샤워 습관을 추가했으며, 간식 체크리스트를 형식적으로만 하지 않고 가족 회의 때마다 아이와 함께 평가하는 방식으로 바꿨다.

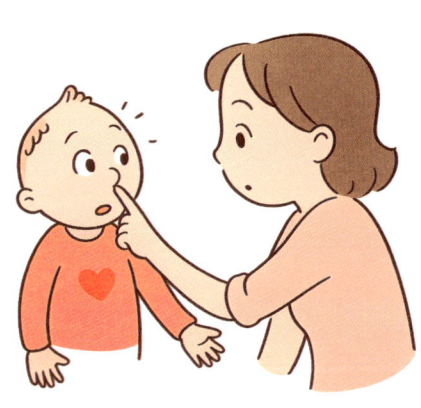

놀랍게도, 이번 재발은 길지 않았다. 일주일 만에 가라앉았고, 이전처럼 깊은 상처나 수면 방해도 없었다. 엄마는 말한다. "솔직히 처음엔 또 시작인가 싶었어요. 근데 이번에는 예전보다 무섭지 않았고, 우리 가족이 대처할 수 있다는 확신이 있었어요."

이 사례에서 필자가 주목한 건 피부의 상태가 아니라 부모의 태도 변화였다. 예전에는 매일 새로운 연고, 새로운 음식을 찾아 헤매던 이들이 이제는 익숙한 루틴 안에서 구조를 정비하고 있었다. 재발은 고통스러웠지만, 그들은 분명 그 경험을 통해 더 강해졌다.

그 변화는 피부만을 위한 것이 아니었다. 가족의 태도가 바뀌었고, 그로 인해 관리가 더 지속 가능해졌다.

## 아이의 자기관리 능력 키우기

아이의 피부가 회복되기 시작하면, 이제는 부모의 손을 조금씩 놓고 아이 스스로 자기 몸을 챙기는 훈련이 필요하다. 이는 단순히 부모의 부담을 덜기 위한 목적이 아니라, 아이가 자기 몸의 상태를 이해하고, 불편함을 스스로 감지하고 표현하며, 대응하는 능력을 키워가는 과정이다.

이 시기의 자기관리 훈련은 감정적 동기 부여도 중요하지만, 무엇보다 생활 속에서 반복 가능한 실천 항목을 어떻게 구성하느냐가 관건이다. 다음은 필자가 현장에서 관찰하고 효과가 높았던 자기관리 항목들을 실천 기준으로 정리한 내용이다.

**스스로 보습 루틴 만들기**
- 아이가 매일 아침, 저녁 스스로 로션을 바르는 순서를 기억하고 반복할 수 있도록 한다.
- 처음엔 거울 앞에서 손등, 팔, 다리처럼 바르기 쉬운 부위부터

맡기고, 이후 전신 루틴으로 확장한다.
- 로션 종류나 도포 순서를 선택하게 해주면 참여도가 높아진다.

### 피부 상태 관찰 노트 함께 쓰기
- 가장 중요한 식이일지 쓰기
- 거창한 일기가 아니라, 하루 한 줄 "오늘 피부 느낌 어땠어?"를 말로 기록하거나 표정 그림으로 표시하게 한다.
- 긁은 횟수, 수면 상태, 기분 등을 포함한 체크리스트를 아이와 함께 간단히 체크한다.
- 반복하다 보면 아이 스스로 "오늘은 좀 간지러웠어"라고 말할 수 있는 감각을 키운다.

### 자극 요인 회피 훈련
- 목욕 후 수건으로 문지르기보다 톡톡 두드리도록 유도하거나, 스스로 간식 선택 시 "자극적이지 않은 것"을 고르도록 습관화한다.
- 체육 시간 후 땀이 난 부위를 스스로 티슈로 닦게 하거나, 학교에서 간식 전 손 씻는 루틴을 인식하게 한다.
- 외출복과 실내복을 구분하는 습관도 자기 조절의 연장선이다.

## 간지러움 대응법 익히기

- 긁기 전에 "차가운 수건 주세요"라고 말하거나, 긁고 싶을 때 손바닥을 문지르거나 톡톡 두드리기 등 대체 행동을 알려준다.
- 아이가 긁는 대신 요청을 하면 즉시 반응해 줘야, '요청 → 반응 → 진정'의 학습이 형성된다.
- "긁으면 안 돼"가 아니라 "간지러울 때는 이렇게 해보자"는 식으로 접근한다.

## 자기 결정권 존중하기

- 로션 고르기, 목욕 순서 정하기, 수건이나 옷 선택하기 등 매일 1~2개 항목에서 아이가 스스로 선택하게 해준다.
- "오늘 먼저 바르고 싶은 곳은 어디야?"처럼 질문을 통해 주도권을 넘긴다.
- 스스로 선택한 행동은 책임감 있게 실천하려는 경향이 높다.

## 성취 피드백 구조 만들기

- 잘한 날에는 "오늘 로션 바른 시간 정확했네!", "긁고 싶다고 말해서 너무 좋았어"처럼 구체적인 칭찬을 한다.
- 일주일에 한 번씩 자기 점검 타임을 만들어 "어떤 부분을 더 잘했는지"를 함께 돌아본다.
- 형제나 가족과 함께 "이번 주 ○○가 관리 제일 잘했어요!"를

칭찬하는 가족 문화도 효과적이다.

이처럼 아이의 자기관리는 특별한 교육이 아니라 생활 속 반복과 확인을 통한 훈련이다. 초기에는 반복이 필요하고, 때로는 빠뜨리기도 하겠지만, 이 과정을 거치며 아이는 스스로의 몸을 읽고 돌보는 기술을 익히게 된다. 자기 피부에 로션을 바르는 손끝이 익숙해지고, 가려우면 말할 수 있는 입이 생기며, 자극 요인을 스스로 조절할 줄 알게 되는 것, 이것이 바로 아이가 자기 몸의 주인이 되어가는 과정이다.

## '다 나았다'는 판단이 만든 차이

몇 해 전, 필자는 두 가족의 비슷한 시기를 지켜본 적이 있다. 두 집 모두 6개월 넘게 피부가 안정된 상태였고, 밤잠도 잘 자고, 아이 스스로도 "이젠 괜찮아졌어"라는 말을 할 만큼 회복 흐름이 분명했다. 그런데 두 가족의 다음 단계는 완전히 달랐다. 첫 번째 가족은 '지금이야말로 루틴을 조금씩 풀어볼 때'라고 판단했다. 이들은 그간 제한했던 밀가루와 유제품을 천천히 다시 식단에 넣되, 식품마다 최소 3일 간격을 두고, 도입 순서를 가볍고 익숙한 것부터 설정했다. 예를 들어 우유 대신 요거트부터, 밀가루는 집에서 만든 수제 쿠키부터 시작했다. 동시에 생활 루틴은 유지했다. 아이의 잠자기 시간, 목욕 습관, 보습 순서 등은 전과 똑같이 유지하며, 식단만 조금씩 확장해 갔다. 그렇게 한 달, 두 달이 지나도 피부는 흔들리지 않았다. 이 가족은 아이의 피부뿐 아니라, 생활 관리 자체가 유연하고 튼튼하게 설계된 상태였던 것이다.

반면 두 번째 가족은 '이제 거의 다 나은 것 같다'며 생활 전반에 변화를 줬다. 아침이 조금 늦어졌고, 보습도 아침엔 종종 건너뛰었다. 식단은 아이가 먹고 싶어 하던 음식들을 중심으로 일주일 만에 대부분 복귀시켰다. 아이는 당장은 반응을 보이지 않았지만, 3주 뒤부터 밤에 자꾸 긁기 시작했고, 한 달이 지나자 두드러기처럼 염증이 올라왔다. 부모는 처음엔 "이유를 모르겠다"고 했다. 하지만 자세히 들여다보니, 보습 시간대의 변화, 목욕물 온도, 취침 전 장난감 사용 시간, 밀가루 재도입 시기—all 동시에 변해 있었다.

두 가족의 차이는 '생활을 원래대로 되돌린 것'이 아니라, 관리 기준이 빠르게 무너졌는가, 단계적으로 조정되었는가에 있었다.

회복기란 이전의 생활로 돌아가는 시점이 아니라, 생활 흐름을 다시 설계하고 실험해 보는 시기다. 증상이 없다고 해서 보습을 건너뛰고, 식단을 한꺼번에 확장하고, 잠자기 시간을 들쭉날쭉하게 만들면 피부는 다시 혼란에 빠진다. 아이의 몸은 회복 중이었을 뿐, 모든 자극을 견딜 준비가 된 상태는 아니었기 때문이다. 이것은 불을 끄다가 불씨가 남아 있는 것을 인지하지 못하고 그냥 두면 불씨가 다시 살아나 원상태로 돌아가는 이치와 같다. 그래서 필자는 회복 후 3개월을 '생활 유지기의 훈련 기간'이라 부른다. 이 기간 동안은 특별한 치료보다도, 생활 패턴의 일관성을 유지하면서 유연한 조정만 시도해야 한다. 예를 들어 새로운 음식을 넣고 싶다면, 아이가 피곤하거나 컨디션이 나쁜 날은 피한다. 보습제를 한 번 건너뛰었을 때 피부결이 거칠어졌다면, 그게 '지금은 아직 유지가 필요하다는 신호'다. 이런 경험은 실패가 아니라, 아이 몸에 대한 정보가 하나 더 쌓였다는 뜻이다. 회복이란, 증상이 없는 상태를 오래 끌고 가는 기술이다. 그리고 그 기술은 매일의 선택 속에서 완성된다. 한 번 좋아졌다고 모든 걸 원래대로 되돌리는 것은 이전의 관리를 우연한 성공으로 만드는 지름길이다. 그보다 나은 선택은, 오늘의 균형을 가능한 오래 유지하는 쪽이다.

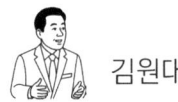 김원대 박사의 조언

**회복을 기록하세요, 그것이 아이를 살핀다는 증거입니다.**

아토피 회복 여정은 수많은 '작은 변화'로 구성됩니다. 이 작은 변화들을 기록하는 것이 회복의 흐름을 읽는 가장 좋은 방법입니다. 식이일지, 감정일지, 피부 상태 변화 등은 부모가 아이의 몸과 마음을 가장 가까이서 읽어내는 감각을 키워주며, 동시에 의료진과의 상담에도 매우 유용한 자료가 됩니다.

 이렇게 해보세요

☐ 하루 한 줄이라도 좋으니 아이의 피부 상태와 감정 상태를 메모한다.
☐ '언제', '무엇을 먹었을 때', '어떤 행동 후' 피부가 어떻게 반응했는지를 기록한다.
☐ 사진으로 주 1회 피부 상태를 남겨두고, 점진적 회복을 시각적으로 확인한다.
☐ 식단·감정·피부 반응을 3색 볼펜 등으로 구분해 나만의 회복일지를 만든다.
☐ 아이와 함께 "이때보다 지금은 얼마나 좋아졌는지"를 되짚는 시간을 가져본다.

15장

한 걸음씩,
우리가 만든 회복의 길

## 혼란과 좌절의 시간

민준이(가명)는 생후 6개월 무렵부터 피부에 붉은 반점과 진물이 나타나기 시작했다. 처음엔 흔한 태열이겠거니 생각했지만, 그 작은 증상은 곧 온몸으로 번졌고, 심한 가려움이 밤낮을 가리지 않고 아이를 괴롭혔다. 부모는 아이를 안고 수없이 병원을 오갔다. 피부과 처방은 끊이지 않았고, 연고와 약은 단기적으로 효과를 보이는 듯했지만, 시간이 지나면 더 심한 발진과 가려움으로 되돌아왔다.

밤마다 긁느라 잠들지 못하는 아이를 안고 있으면, 그 옆에서 함께 뒤척이는 부모의 마음은 점점 무너져 갔다. 엄마는 속으로 "차라리 내가 대신 아팠으면…" 하는 말을 수도 없이 되뇌었고, 아이의 아픔 앞에서 아무것도 해줄 수 없다는 무력감에 종종 눈물을 삼켰다. 그렇게 몇 년이 흘렀다. 그 시간 동안 가족의 일상은 아토피를 중심으로 돌아갔다. 아이의 상태에 따라 하루의 기분이 좌우됐고, 식사도, 외출도, 대화도 모두 '피부 상태'를 기준으로 조정됐다. 아이가 밤새 뒤척이면 가족 전체가 뒤척였고, 반복되는 만성 피로 속에서 부모의 정서적 여유도 점차 사라져갔다.

좋아지나 싶던 피부는 계절이 바뀌면 언제 그랬냐는 듯 다시 거칠어졌다. 잠시 품었던 희망은 곧 절망으로 바뀌었고, "아토피는 정말 답이 없나 봐요"라는 말이 부모의 입에서 자연스럽게 흘러나오곤 했다. 아이가 아픈 것보다 더 괴로웠던 건, 그 아픔 앞에서 부모 자신도 점점 지쳐가고 있었다는 사실이었다.

모유 수유를 하고 있는 엄마는 엄마의 식단이 아기에게 그대로 전달 되기 때문에 아기의 아토피 피부 반응에 따라 엄마의 식단 관리가 무엇보다 중요하다.

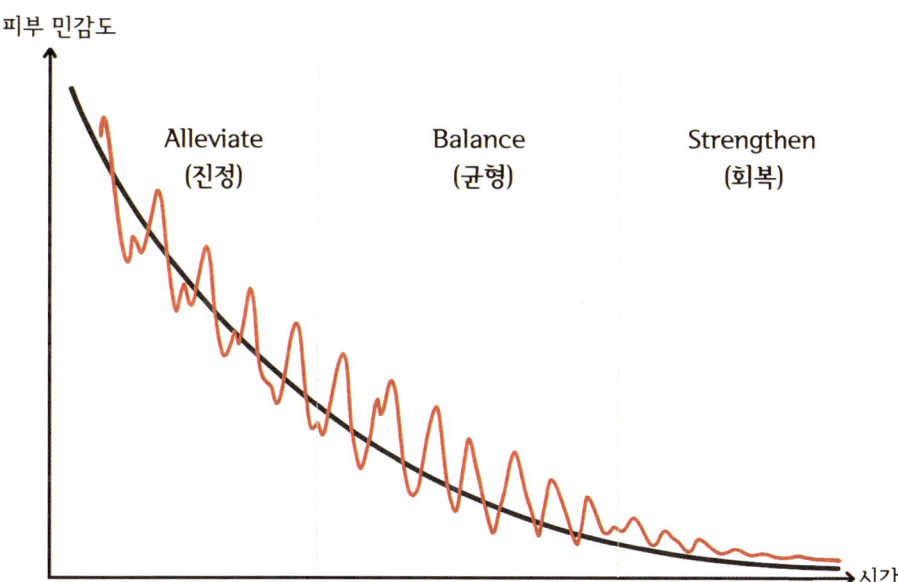

## 진정, 균형, 회복의 3단계 시스템

민준이 가족에게 변화의 시작은 뜻밖의 자리에서 찾아왔다. 지인의 소개로 우연히 참석하게 된 한 아토피 세미나에서, 부모는 지금까지와는 전혀 다른 시각을 접하게 되었다. 강연자로 나온 필자는 "아토피는 피부만의 문제가 아니라 생활 전체의 문제입니다"라고 단언했다. 이어 "아토피는 완벽하게 회복될 수 있습니다. 다만, 삶의 방식을 바꾸지 않으면 그 회복은 오래가지 않습니다"라는 말은 그동안 수없이 들어온 "크면 낫는다"는 이야기와는 결이 달랐다.

약이 아닌 생활의 전환으로 치료가 가능하다는 이 메시지는 민준이 부모에게 낯설고도 깊은 울림으로 다가왔다. 그날 이후 부모는 마음을 정리했다. 지금까지처럼 병원과 약에만 의지하기보다, 가족의 일상부터 바꿔보자고 결심했다. 그렇게 민준이네는 필자가 제시한 ABS 모델—진정(Alleviate), 균형(Balance), 회복(Strengthen)의 원칙을 가정에서 실천해 보기로 했다.

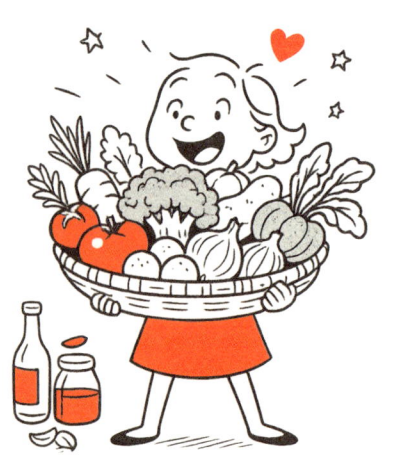

이 모델은 특별한 도구나 절차를 요구하지 않았다. 대신 아이의 하루를 구성하는 식사, 수면, 감정, 환경 같은 요소들을 하나하나 되짚어 보고, 그 안에 숨어 있던 자극과 불균형을 찾아내는 일이었다. 작은 실천에서부터 시작했다. 아이가 가장 편안해하는 시간과 공간을 관찰하고, 짧은 대화 속에서 아이의 기분과 긴장을 읽으려 노력했다. 식탁 위에서는 가족 모두가 같은 음식을 먹으며 아이의 제한 식단에 대한 소외감을 없앴고, 잠들기 전에는 전자기기를 끄고 함께 스트레칭을 하며 하루를 정리했다.

진정-균형-회복이라는 세 단계의 흐름을 따라가다 보니, 부모의 시선도 자연스레 바뀌었다. 이전에는 "어떻게 하면 이 증상을 빨리 없앨 수 있을까"를 고민했다면, 이제는 "아이의 몸과 마음이 어떤 리듬을 타고 있는가"를 살피게 된 것이다. 회복은 어느 날 갑자기 찾아온 변화가 아니라, 가족 모두가 함께 걷기 시작한 방향 위에 천천히 따라온 결과였다.

## '진정' 단계 - 가려움의 악순환을 끊다

가장 먼저 민준이네가 실천에 나선 것은 ABS 모델의 첫 단계인 '진정(Alleviate)', 말 그대로 불타는 피부를 잠잠하게 가라앉히는 일이었다. 아이가 매일 밤 반복하던 가려움-긁음의 악순환을 끊기 위해, 가족은 저녁 시간의 루틴을 전면 개편했다.

하루의 마무리는 미지근한 물로 짧고 부드러운 목욕부터 시작됐다. 뜨겁지도 차갑지도 않은 온도에서 피부에 자극을 주지 않도록 조심했고, 순한 약산성 보습제를 목욕 직후 3분 안에 적당하게 발랐다. 이전에는 건성으로 바르던 보습도 이제는 마치 피부에 숨을 덮어주는 것처럼 정성껏 했다. 거즈 소재의 부드러운 옷으로 피부를 감싸 긁음에 의한 2차 손상을 줄였고, 이 작은 변화만으로도 민준이는 한결 편안한 표정으로 잠들기 시작했다. 무엇보다도 달라진 건 부모의 반응 방식이었다. 예전 같았으면 "그만 긁어!"라는 소리가 먼저 나왔을 상황에서, 이제는 "많이 간지럽지? 엄마가 도와줄게."라는 다정한 말이 먼저 나왔다. 그 말투 하나가 만들어 내는 공기의 밀도는 놀라웠다. 아이의 울음은 줄었고, 그 자리에 안도와 신뢰가 들어섰다. 엄마는 그 순간을 기억했다. "말 한마디가 피부에 바르는 연고보다 더 큰 힘이 될 수 있다는 걸 그제야 실감했어요."

가족의 말과 표정, 반응 하나까지도 '진정'의 연장선상에서 변화하자, 민준이의 밤은 조금씩 달라졌다. 이전처럼 새벽마다 깨서 긁던 시간이 줄었고, 아침이면 가라앉은 피부 위로 편안한 잠의 흔적이 남아 있었다. 처음 시작은 피부를 진정시키는 일이었지만, 그것은 곧 가족 모두의 마음을 진정시키는 과정이기도 했다. 그렇게 민준이네는 회복의 첫 단추를 제대로 끼운 셈이었다.

## '균형' 단계 – 몸과 마음의 조화를 되찾다

'진정'의 단계에서 민준이의 피부가 어느 정도 안정을 찾자, 가족은 다음 단계로 넘어갈 수 있었다. 그것은 바로 ABS 모델의 두 번째 원칙인 '균형(Balance)', 다시 말해 아이의 몸과 생활 리듬

전반에 조화를 되찾아 주는 작업이었다. 그 중심에는 식습관과 생활환경의 조정, 그리고 마음의 리듬을 맞추는 노력이 있었다. 무엇보다 먼저, 가족의 식탁이 바뀌었다. 자극적이거나 알레르기 유발 가능성이 있는 음식은 과감히 줄이고, 대신 신선한 채소, 항염 성분이 풍부한 생선과 견과류, 좋은 단백질 중심의 식사를 준비했다. 과자 대신 제철 과일, 초콜릿 대신 무가당 요거트를 간식으로 대체했다. 처음에는 어른들 입맛에도 조금 심심하게 느껴졌지만, "아이를 위한 식탁은 곧 가족 모두를 위한 식탁"이라는 마음으로 함께 같은 음식을 먹기 시작했다. 어느 날 민준이는 말했다. "나만 못 먹는 게 없어졌어."그 말은 부모의 마음에 오래 남았다. 더 이상 식사는 스트레스가 아니라, 회복을 위한 가장 따뜻한 공동의 시간이 되었다.

식단뿐 아니라 생활 리듬의 균형도 함께 맞춰 나갔다. 민준이가 잠드는 시간은 매일 저녁 9시로 정해졌고, 취침 전에는 전자기기를 끄고 조용한 조명 아래에서 가족이 함께 책을 읽거나 가볍게 몸을 풀며 하루를 마무리했다. 아침에는 같은 시간에 일어나 창밖 햇살을 쬐며 산책을 나섰다. 처음엔 힘들어하던 민준이도 규칙적인 생활에 점점 적응해 갔고, 잠든 뒤에는 더 깊은 잠을 자고, 아침이면 눈빛이 한결 맑아졌다.

집 안 환경도 조금씩 바뀌었다. 침구는 자주 삶아 햇볕에 말렸고, 먼지가 쉽게 쌓이는 커튼이나 카펫은 주기적으로 청소했다.

거실에는 공기청정기를 돌렸고, 하루 두 번 환기를 하며 실내 습도와 온도를 조절했다. 청결을 위한 노력들이 쌓일수록 민준이의 피부는 덜 예민해졌고, 가려움으로 인한 스트레스도 줄어들었다. 눈에 보이지 않는 먼지와 미세한 습도 변화까지 민감하게 반응하던 피부가 이제는 이 정도쯤은 견딜 수 있는 회복력을 갖추기 시작한 것이다.

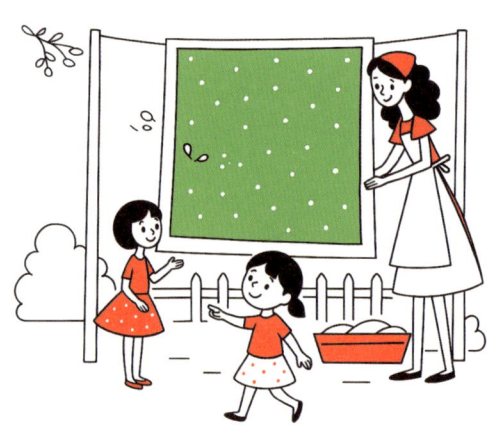

이 모든 변화가 극적인 치료처럼 보이진 않았지만, 민준이의 일상은 달라지고 있었다. 피부에 나타나는 염증의 빈도와 강도가 줄었고, 무엇보다 아이의 표정이 밝아졌다. 부모 역시 더 이상 하루하루에 조급해하지 않게 되었고, 아이가 잘 지내고 있다는 실감 속에서 처음으로 작은 안도를 느끼기 시작했다.

'균형'은 단지 몸의 균형만을 뜻하지 않는다. 식탁 위의 조화, 수면과 활동의 리듬, 가족의 말투와 태도까지 모두가 함께 맞춰져야 진정한 균형이 이루어진다. 민준이네는 그 균형을 맞추는 과정을 통해 아토피라는 어려움 속에서도 조금은 편안하고 예측 가능한 일상을 되찾아 갔다.

## '회복' 단계 – 건강한 피부를 되찾다

시간이 흐르며 민준이의 몸은 서서히, 그러나 확실히 달라지기 시작했다. ABS 모델의 마지막 단계인 '회복 (Strengthen)'에 접어들면서, 이전에는 상상하기 힘들었던 변화들이 하나씩 나타났다. 긁어서 짓무르던 팔과 다리에는 새 살이 올라왔고, 거무스름하게 남아 있던 흔적들도 점차 옅어지기 시작했다. 연고나 약 없이도 피부가 스스로 진정되는 것을 처음 확인했을 때, 부모는 긴장과 안도감이 교차하는 감정을 느꼈다. "이제는 정말 괜찮아지고 있구나."

물론 회복의 과정이 항상 완벽하진 않았다. 땀띠처럼 가벼운 트러블이 올라올 때도 있었고, 환절기에는 피부가 약간 거칠어지기도 했다. 하지만 그럴 때마다 가족은 다시 기본으로 돌아갔다. 목욕과 보습, 수면과 감정, 음식과 환경. 이 모든 일상의 균형을 점검하며 위기보다 회복을 먼저 상상할 수 있는 여유를 갖게 되었다. 이전 같으면 불안에 휩싸였을 상황에서도 이제는 "괜찮아, 우리 이 길을 알고 있으니까"라는 자신감이 앞섰다.

그 자신감은 민준이에게도 고스란히 전해졌다. 한때는 땀이 날까 봐 놀이터에서조차 조심스러워하던 아이가, 이제는 소매를

걷고 모래밭을 마음껏 뛰어다녔다. "이제 내 피부 말 잘 듣는 다!"고 스스로 말할 만큼, 아이는 자신의 몸에 대한 신뢰를 되찾았다. 아토피로 고통받던 시절에는 늘 긴장된 눈빛으로 잠들던 민준이가, 이제는 베개에 머리를 대자마자 스르르 잠에 빠져들었다. 부모는 그런 아이의 모습을 보며 "우리 아이가 드디어 피부를 넘어서 삶을 되찾았구나"하는 벅찬 마음이 들었다.

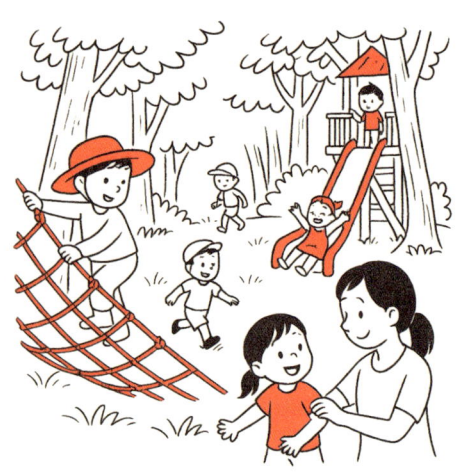

이 회복은 단순히 피부만의 변화가 아니었다. 민준이 가족 모두가 함께 쌓아 올린 일상의 결과이자, 믿음과 실천이 만들어 낸 결실이었다. 더 이상 가족의 하루가 피부 상태에 휘둘리지 않았고, 민준이도 스스로 조절할 줄 아는 아이로 자라나고 있었다. 그렇게 회복은 끝이 아니라 새로운 시작이 되었고, 민준이의 몸과 마음은 비로소 균형 위에 설 수 있게 되었다.

## 안정과 희망, 되찾은 일상

민준이네 가족의 일상은 이제 눈에 띄게 달라졌다. 집안에는 다시 웃음이 돌아왔고, 무엇보다 긴장과 한숨으로 무겁기만 했던 공기가 한결 가벼워졌다. 한때는 작은 발진 하나에도 온 가족이 예민하게 반응하고, 하루 기분이 아이의 피부 상태에 좌우되던 날들이었다. 그러나 이제는 같은 상황에서도 부모의 반응부터 달라졌다. "어디 불편한 게 있었나? 우리가 뭘 도와줄까?"라는 말이 먼저 나온다. 가족 모두가 아토피를 겁내기보다 함께 관리하는 방법을 배운 것이다.

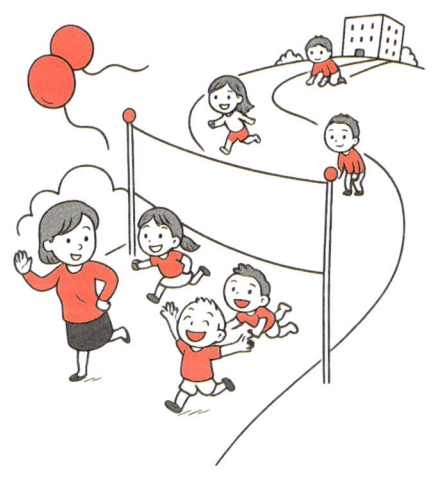

이런 변화는 민준이에게도 그대로 전해졌다. 더 이상 자기 병을 부끄러워하지 않고, 예기치 않은 증상에도 스스로 대처하는 태도를 갖게 됐다. 부모는 깨달았다. 아토피는 단지 피부의 문제가 아니라 가족 전체의 삶과 감정이 엮인 문제였다는 것을. 아이가 낫기만을 바랐던 초기의 조급함에서 벗어나, 가족 전체의 리듬을 되돌아보고 생활과 마음가짐을 조정해 가는 과정 속에서 아이의 몸도 점차 안정을 되찾았다.

완벽하려 애쓰기보다는, 실천 가능한 범위 내에서 서로의 감정을 존중하고, 가능한 변화들을 일상의 일부로 만들어 간 것. 그 노력이 쌓이면서 가족은 더 이상 아토피에 휘둘리지 않게 되었다. 피부는 가족의 거울이라는 말처럼, 부모의 정서가 안정되자 아이의 몸도 스스로 균형을 회복해 나갔다.

물론 아직 피부가 건조해지거나 간지러워하는 날도 있다. 하지만 이전과는 다르다. 더 이상 절망하거나 무너지지 않는다. 무엇을 어떻게 해야 하는지를 알기에, 이제는 불안 대신 행동이 먼저다. 가족 모두가 "우리에겐 이겨낸 경험이 있다"는 믿음을 공유하고 있다.

민준이의 엄마는 이제 웃으며 말한다. "치료는 병을 낫게 하는 일이 아니라, 우리 가족의 삶을 바꾸는 일이었어요." 아토피라는 고된 여정은 결국 가족에게 더 나은 생활 방식, 서로를 더 깊이 이해하고 지지하는 새로운 관계의 형식을 남겼다. 그리고 그것이야말로 민준이 가족이 아토피를 통해 얻게 된 가장 귀중한 선물이다.

## 가족이 찾은 실천의 흐름

민준이 가족이 아토피를 관리해 오며 체감한 가장 큰 진실은, 회복은 하루아침에 완성되는 결과가 아니라는 것이었다. 수많은 좌절과 시행착오 끝에 그들이 깨달은 건, 정답을 향한 '단 하나의 방법'이 아니라 작지만 지속 가능한 실천의 흐름이 아이를 회복으로 이끈다는 사실이었다. 처음에는 낯설고 번거로워 보였던 생활 변화도 시간이 지나면서 자연스러운 가족의 루틴이 되었고, 그 흐름이 아이의 피부뿐 아니라 가족의 삶 전체를 바꾸어 놓았다.

가장 먼저 자리 잡은 변화는 저녁 목욕과 보습 루틴이었다. 하루를 마무리하며 미지근한 물로 짧고 부드럽게 씻기고, 목욕 직후 보습제를 부드럽게 바르는 습관은 민준이의 밤중 가려움을 눈에 띄게 줄여주었다. 거칠었던 피부가 점차 부드러워졌고, 무엇보다 아이가 잠자리에 드는 시간 자체가 안정된 리듬이 되었다. 이 단순한 루틴 하나가 아이의 수면뿐 아니라, 가족 전체의 저녁 분위기를 바꾸어 놓았다.

두 번째는 가족이 함께 먹는 식사의 변화였다. 민준이만 따로 먹이는 방식은 오래가지 못했다. 아이가 "왜 나만 이거 못 먹어?"라고 물을 때마다 부모는 마음이 아팠다. 그래서 선택한 건, 식탁 자체를 바꾸는 것이었다. 매운 음식, 단 음식, 기름진 반찬은 줄이고, 온 가족이 함께 채소와 생선, 현미밥 같은 담백한 식사를 시작했다. 처음엔 어른 입맛에 심심했지만, 점점 익숙해졌고, 식사 시간은 서로의 건강을 챙기는 소중한 시간이 되었다. "나만 못 먹는 게 없어졌어"라는 민준이의 말이 그 선택이 옳았음을 알려주었다.

그 다음은 말과 태도의 변화였다. 아이가 긁을 때마다 예전처럼 "그만 긁어!"라고 소리치지 않고, "많이 간지럽지? 엄마가 도와줄게"라고 말하는 연습을 했다. 처음엔 어색했지만, 부모의 말투가 바뀌자 아이의 반응도 달라졌다. 울음을 참는 시간이 길어졌고, 스스로 "좀 간지러워"라고 말하며 몸을 돌보는 태도를 보이기 시작했다. 아이에게 피부보다 먼저 진정된 것은 마음의 불안이었다.

또 하나, 우리가 놓치지 않으려 했던 것은 집 안 환경의 청결과 편안함이었다. 먼지와 진드기를 줄이기 위해 침구를 자주 삶고, 세제는 무향의 저자극 제품으로 바꿨다. 아이 피부에 닿는 옷은 모두 부드러운 면 소재로 준비했고, 집 안 환기와 습도 조절에도 신경을 썼다. 깨끗한 공간은 피부의 자극을 줄일 뿐 아니라, 가족의 감정까지 정돈되게 해주는 효과가 있었다.

마지막으로 무엇보다 중요한 변화는 가족의 스트레스를 줄이는 일이었다. 부모가 먼저 긴장을 내려놓으려 노력했다. 하루 한 번은 서로의 표정을 살피고, 작은 산책이나 대화로 마음의 틈을 채웠다. 완벽하게 하려 하기보다, 잘한 하루를 서로 격려하는 방식으로 태도를 바꿨다. 그렇게 부모가 여유를 되찾자, 아이도 따라 편안해졌다. '피부에 무엇을 바르는가'보다 '가족이 어떻게 살아가는가'가 훨씬 더 중요하다는 걸 민준이의 변화가 말해주었다.

민준이네가 실천한 것들은 결코 특별한 치료법이 아니었다. 병원 밖에서, 가족이 함께 만들어 낸 일상의 작은 회복법이었다. 그리고 바로 그 일상이, 아이의 피부를 다시 건강하게 만들어

주었다.

## 치료는 삶을 바꾸는 일이다

민준이 가족의 여정은 우리에게 중요한 사실을 일깨워 준다. 아토피 치료란 단순히 피부 위에 연고를 바르고, 가려움을 잠재우는 일이 아니었다. 그것은 가족의 생활을 돌아보고, 그 안에 숨어 있는 불균형을 하나씩 바로잡는 '삶의 전환'이었다. 진정과 균형, 그리고 회복으로 이어지는 길 위에서, 민준이 가족은 피부뿐만 아니라 마음과 일상 전체를 함께 치유해 나갔다.

이 과정이 쉬웠던 것은 아니다. 아이의 피부 하나만을 바라보며 조급했던 시간도 있었고, 작은 흔들림에도 좌절했던 날들도 있었다. 하지만 중요한 건 혼자가 아니었다는 것이다. 아이를 중심으로 부모가 함께 변화했고, 가족이 하나의 팀이 되어 일상을 조율해 갔기에 이 긴 여정을 버텨낼 수 있었다. 그리고 그렇게 이어온 작은 변화들이, 결국 눈에 보이는 회복이라는 기적을 만들어 냈다.

이제 이 책을 마주한 당신에게 전하고 싶은 말이 있다. "우리도 해볼 수 있다." 민준이 가족이 걸었던 길은 특별하거나 대단한 비법이 담긴 길이 아니었다. 오늘의 식탁에서, 잠들기 전의 대화에서, 아이를 안아주는 손길 하나에서 시작된 아주 작고 평범한 실천들이었을 뿐이다. 그러나 그 작고 꾸준한 실천이 아이의 피부를 바꾸었고, 가족의 삶을 바꾸었다.

당신도 지금 그 여정의 어딘가에 있을 것이다. 혹은 이제 막 출발선에 섰을지도 모른다. 아직 불안하고, 때때로 자신 없고, 어떤 날은 "잘하고 있는 걸까?"라는 의문이 들 수 있다. 하지만 괜찮다. 치료는 완벽하게 시작하는 것이 아니라, 흔들려도 포기하지 않고 걷는 것에서 시작된다.

이제 한 걸음, 오늘 할 수 있는 작은 변화 하나부터 시작해 보자. 그 변화가 쌓이면 언젠가 당신 아이의 피부에도 웃음이 번질 날이 올 것이다. 그 길에 이 책이 조용한 이정표가 되길 바란다.

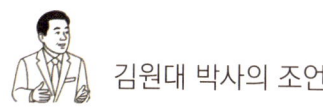 김원대 박사의 조언

**회복을 기록하세요, 그것이 아이를 살핀다는 증거입니다.**

아토피 회복 여정은 수많은 '작은 변화'로 구성됩니다. 이 작은 변화들을 기록하는 것이 회복의 흐름을 읽는 가장 좋은 방법입니다. 식이일지, 감정일지, 피부 상태 변화 등은 부모가 아이의 몸과 마음을 가장 가까이서 읽어내는 감각을 키워주며, 동시에 의료진과의 상담에도 매우 유용한 자료가 됩니다.

 이렇게 해보세요

☐ 하루 한 줄이라도 좋으니 아이의 피부 상태와 감정 상태를 메모한다.
☐ '언제', '무엇을 먹었을 때', '어떤 행동 후' 피부가 어떻게 반응했는지를 기록한다.
☐ 사진으로 주 1회 피부 상태를 남겨두고, 점진적 회복을 시각적으로 확인한다.
☐ 식단·감정·피부 반응을 3색 볼펜 등으로 구분해 나만의 회복일지를 만든다.
☐ 아이와 함께 "이때보다 지금은 얼마나 좋아졌는지"를 되짚는 시간을 가져본다.

# 김원대 박사의
## 아토피 Q&A

**Q.** 결론부터 질문하겠습니다. 아토피는 정말 완치될 수 있나요?

**A.** 많은 부모들이 "아토피는 완치되지 않는다"는 말에 좌절하곤 합니다. 실제로 아토피는 몇 년간 잠잠하다가도 환경 변화나 생활 리듬이 깨지면 다시 악화되는 등, 완치의 기준을 선뜻 정의하기 어려운 질환입니다.

하지만 그렇다고 너무 쉽게 체념해서는 안 됩니다. 아토피라고 해서 아이의 체질이나 상태가 영원히 고정된 것은 아닙니다. 아이의 식단, 생활습관, 정서적 환경이 바뀌면 몸의 반응도 달라질 수 있습니다. 다시 말해 아토피 증상은 충분히 조율하고 관리할 수 있는 몸의 반응이지, 불치병의 낙인이 아니므로 희망을 가져도 좋습니다.

의학적으로도 아토피 치료의 목표는 피부를 완전히 없던 것처럼 만드는 것이 아닙니다. 국제적으로 쓰이는 아토피 평가 지표들도 눈에 띄는 염증과 가려움이 거의 사라져서 일상생활을 방해하지 않는 수준을 치료 성공으로 봅니다. 아이의 경우에도 하루 생활에서 긁는 일이 거의 없고 밤잠을 잘 이룰 수 있다면, 피부에 약간의 흉터나 착색이 남아 있어도 임상적으로 회복된 상태라고 볼 수 있습니다.

**Q. 아토피를 '몸의 언어'라고 주장하셨는데요?**

**A.** 아토피 피부염(이하 아토피)은 겉보기에 피부 문제처럼 보여도 사실은 몸 전체의 균형이 깨졌다는 신호입니다. 피부에 가려움과 염증이 나타나는 근본 원인은 한 가지가 아니라 생활습관, 식단, 수면, 정서 상태, 주변 환경등 전반에 걸쳐 있습니다.

이런 요소들이 엇갈려 몸의 시스템 균형이 무너지면, 그 불균형이 피부 증상으로 드러나는 것이죠. 흔히 피부 증상을 원인으로 착각하지만 사실 피부 염증과 가려움은 결과일 뿐입니다. 마치 무대 뒤 조명·음향이 엉망이면 배우 혼자 잘해도 공연이 망가지는 것처럼, 아이의 몸과 주변 환경이 불균형하면 피부만 건강하기 어렵습니다.

그래서 아토피를 단순 피부의 병이 아니라 몸이 보내는 언어로 이해해야 합니다. 피부 상태를 통해 "내 몸 어디에 불균형이 생겼는가?"를 읽어내는 것입니다. 이러한 관점에서는 연고만 바르는 대증요법에 그치지 않고, 아이의 몸 전체 건강과 생활환경을 바로잡는 근본적인 대응을 하게 됩니다.

## Q. 아토피 회복을 위한 ABS 모델을 제시하셨는데요?

A. 아토피를 극복하려면 증상 완화 → 몸의 균형 회복 → 재발 예방의 단계적 접근이 중요합니다. 저는 이것을 ABS(Alleviate, Balance, Strengthen) 모델이라고 정의하였습니다.

진정 단계 (Alleviate)는 아토피 악화 초기에 가장 먼저 할 일은 겉으로 나타나는 피부 증상을 진정시키는 것입니다. 아이가 심하게 가려워하며 피부를 긁거나 진물이 날 때 원인을 곧바로 찾으려 하기보다는, 우선 "피부의 불을 끄는" 응급 진정에 집중합니다. 보습을 하고 약해진 피부 장벽을 보호하면서 외부 자극을 차단하는 등 기본적인 피부 관리에 충실해야 합니다.

균형 단계 (Balance)는 피부 증상이 한 고비 넘긴 다음에는 아이 몸의 안팎 균형을 바로잡는 단계에 들어갑니다. 이 시기에는 증상이 좋아졌다 나빠졌다 출렁이는 과도기를 겪을 수 있는데, 생활 전반을 세심하게 점검하며 안정된 생활리듬을 만들어주는 것이 핵심입니다. 구체적으로는 아이의 식단을 알맞게 조절하고, 수면을 충분히 확보하며, 정서적으로 안정된 환경을 마련해줘야 합니다. 또한 집안 환경을 청결히 하고 먼지나 화학물질 등의 자극을 줄이는 노력을 지속합니다.

회복 단계 (Strengthen)는 몸의 자생력을 강화하는 단계입니다. 피부가 상당히 깨끗해지고 큰 문제 없이 지낼 수 있게 되었더라도, 이것을 완치의 끝이라고 생각하진 마세요. 이제부터는 아이의 몸이 작은 자극에도 쉽게 흔들리지 않도록 면역력과 피부 장벽을 튼튼히 유지하는 관리가 중요합니다. 규칙적인 생활습관을 꾸준히 지키고, 이전에 찾은 알레르기 요인들을 피하는 식습관과 환경 관리를 지속해야 합니다. 때때로 땀이나 계절 변화로 가벼운 트러블이 올라올 수 있지만, 그럴 때마다 다시 기본으로 돌아가 생활 균형을 점검하면 금세 안정을 되찾게 됩니다.

이러한 과정을 거치며 아이의 몸은 회복 탄력을 갖추고, 약이나 연고에 의존하지 않아도 스스로 피부 상태를 조절하는 힘을 얻게 됩니다.

## Q. 아토피는 왜 생기는 건가요?

A. 아토피 발생에는 단 하나의 원인을 꼽기 어렵습니다. 여러 가지 환경과 생활 요인이 복합적으로 작용한 결과인데, 특히 현대 사회의 변화와 밀접합니다. 저는 그래서 아토피를 선진국 병이라고 부릅니다.

국민소득이 낮은 후진국에서는 아토피 환자가 드물지만, 물질문명이 발달한 나라일수록 아토피가 흔합니다. 그만큼 화학물질과 인공적인 환경에 노출이 많기 때문입니다. 예를 들어 농약과 화학비료가 남용된 식재료, 각종 인스턴트 식품과 첨가물, 깨끗이 헹궈지지 않은 샴푸나 비누같은 생활용품의 잔여물, 새집 증후군을 일으키는 환경 호르몬, 그리고 과도한 스트레스등이 모두 아이 몸의 균형을 무너뜨릴 수 있습니다. 이런 요소들이 쌓여 면역체계가 예민해지고 피부로 염증 반응이 나타나는 것이 아토피의 근본 원인입니다.

## Q. 아토피는 유전인가요?

A. 많은 부모들이 "우리 아이 아토피가 유전때문인가?" 하고 궁금해 합니다. 그러나 아토피는 타고나는 병이라기보다 환경적인 영향이 큰 병으로 봐야 합니다. 실제로 부모가 둘 다 아토피이면 아이가 아토피로 태어날 확률이 약 80%에 달한다는 보고가 있는데, 이를 유전적인 탓으로만 볼 수는 없다는 것이죠.

부모와 아이가 같은 환경과 생활습관을 공유하기 때문에 생기는 영향의 연장선으로 보는 편이 더 타당합니다. 예를 들어 임신 전후에 부모가 약물 남용, 가공식품, 화학물질에 많이 노출되어 있으면 태아도 영향을 받아 예민한 체질로 태어날 수 있습니다. 결국 아토피 소인을 물려줄 수는 있지만, 생활 환경을 어떻게 관리하느냐에 따라 발현 여부와 정도가 크게 달라집니다. 선천적 요인보다 후천적 관리가 훨씬 중요하다는 뜻입니다.

Q. 아토피 증상이 심해졌다가 다시 나아지는 것을 반복합니다. 이것도 회복 과정인가요?

A. 아토피를 겪다 보면 좋아졌다 나빠졌다를 반복하는 경우가 많습니다. 부모 입장에서는 다시 좋아지는 걸 보니 회복되는 걸까? 기대하게 되지만, 그러나 반복되는 호전은 곧 완치를 의미하지는 않습니다. 실제로 아토피 환자 중에는 계절에 따라 증상이 왔다 갔다하는 경우가 흔합니다.

예를 들어 여름형 아토피아이는 여름에 심해졌다가 겨울에 자연히 피부가 좀 좋아지니 치료가 된 줄 착각하기 쉽고, 겨울형 아토피는 반대로 여름에 좋아졌다가 겨울에 도지는 식입니다. 이렇게 자연적인 기복으로 증상이 잦아들 때 부모가 치료를 중단하거나 방심하면, 다음 계절에 다시 심해지면서 매년 끝없이 재발하게 됩니다. 증상이 가라앉았다고 완치로 착각하는 것이 가장 큰 위험이라는 뜻입니다.

진짜 회복은 이런 악화 시기까지 견뎌내며 관리한 끝에 찾아오는 것이므로, 일시적인 호전기에 속단하지 말고 꾸준히 치료와 생활관리를 이어가는 것이 중요합니다.

**Q.** 사람마다 어떤 때는 아토피가 심해지고 어떤 때는 덜한데, 왜 그런가요?

**A.** 개인마다 아토피 증상이 악화되는 시기가 다를 수 있습니다. 크게 보면 여름형 아토피와 겨울형 아토피로 구분하는데요. 여름형 아토피환자는 따뜻하고 습한 여름철에 증상이 가장 심해지고, 추운 겨울에는 상대적으로 좋아집니다. 반면 겨울형 아토피환자는 건조하고 찬 겨울에 악화되고 여름에는 한결 나아지죠. 이렇게 체질적으로 영향을 받는 계절이 있습니다.

따라서 아이의 유형을 알면 치료 시기를 조절할 수 있습니다. 예를 들어 여름형 아토피 아이는 가을부터 집중 치료를 시작하고, 겨울형 아토피 아이는 봄부터 미리 치료를 해 두면, 증상이 악화되는 계절을 피해서 관리할 수 있어 더 효과적입니다. 반대로 아이 체질을 모르고 무턱대고 지내다 보면, 매년 같은 시기에 증상이 폭발해 고생을 되풀이할 수밖에 없습니다.

**Q.** 자연환경이 좋은 곳으로 이사 가면 아토피에 도움이 될까요?

**A.** 깨끗한 공기와 맑은 물이 있는 시골이나 바닷가로 이사가면 아토피가 낫는다고들 하지만, 무조건 자연환경이 좋다고 누구

에게나 좋은 것은 아닙니다. 앞서 언급했듯 아이가 여름형이라면 덥고 습한 남쪽 지역에 가면 더 고생할 수 있고, 겨울형인데 한랭한 고지대에 가면 오히려 악화될 수 있습니다. 또한 자연이 좋더라도 아이가 특정 꽃가루나 풀독, 곰팡이등에 예민하다면 숲이나 농촌이 반드시 좋지만은 않을 수 있습니다.

공해가 적은 환경은 분명 이점이 있지만, 아토피를 낫게 해주는 만병통치약은 아니다라는 뜻입니다. 환경을 바꾸는 것보다 더 중요한 건 현재 생활 속의 악화 요인을 제거하고, 아이 체질에 맞는 온도·습도와 자극 수준을 맞춰주는 것입니다.

실내 공기를 깨끗하게 하고, 집먼지진드기나 곰팡이를 줄이며, 피부에 닿는 의복과 침구를 청결하고 자극 없게 관리하는 등 주변 환경을 세심히 조절하는 노력이 먼저입니다. 환경을 바꿔 증상이 호전되더라도 근본적인 생활관리 없이 방심하면 다시 나빠질 수 있으므로, 환경 변화는 보조적 수단으로 생각하고 근본 치료를 병행해야 합니다.

Q. 아이 피부가 너무 두꺼워지고 색도 검어졌어요. 이렇게 변한 피부도 다시 정상으로 돌아올 수 있나요?

A. 오래된 아토피로 피부가 두껍게 굳어지고 거무스름하게 착

색되는 경우가 있습니다. 이를 태선화(苔癬化)된 피부라고 하는데, 부모님들은 "피부가 이렇게 상했는데 과연 원래처럼 회복될까?" 걱정하기 마련이죠.

그러나 태선화된 피부도 충분히 정상화될 수 있습니다. 실제로 꾸준한 치료로 딱딱하고 검었던 피부가 서서히 부드러워지고 밝은 살결로 돌아오는 사례들을 많이 보아왔습니다. 물론 시간이 걸리지만, 각질이 두껍게 쌓이고 주름지며 색소침착된 피부도 제대로 관리하면 점차 새 살이 돋듯 개선될 수 있습니다.

그렇게 해서 예전 아토피 흔적이 거의 없어지고, 피부가 다른 정상 피부처럼 유연하고 깨끗해지는 상태가 오면 비로소 완치라고 할 수 있습니다. 아이 피부가 심하게 변했다고 너무 낙담할 필요는 없습니다. 피부 재생력은 생각보다 크기 때문에, 조건만 갖춰주면 아이 피부도 충분히 다시 예쁘게 회복될 수 있습니다.

Q. 아토피가 완치되었다고 말하려면 어떤 상태가 되어야 하나요?

A. 부모들은 언제 우리 아이 아토피가 다 나았다고 할 수 있는지 궁금해합니다. 이 기준은 생각보다 엄격합니다. 겉보기 증상만 없어졌다고 끝이 아니라는 것이죠.

첫째, 오랫동안 긁고 염증이 반복되며 남았던 피부의 거칠고 검붉은 흔적들이 완전히 사라져야합니다. 피부 겉뿐만 아니라 속까지 건강해져서 촉촉하고 탄력 있는 정상 피부로 돌아와야 합니다.

둘째, 그동안 아이에게 알레르기 반응을 일으키던 음식이나 환경 요인에도 더 이상 피부가 예민하게 반응하지 않아야합니다. 예를 들어 이전에는 우유나 달걀, 밀가루, 땅콩 같은 음식만 먹어도 금세 몸이 가렵고 뒤집어졌다면, 완치 후에는 이런 문제 음식들을 먹어도 별 탈이 없어야합니다. 5~10가지 정도의 문제 음식들을 다시 먹어봐도 알레르기 반응이 없을 때 비로소 아토피 졸업이라 말할 수 있습니다.

이처럼 피부 상태와 면역 반응이 모두 정상화되어, 아이가 아토피 이전과 다름없는 생활을 할 수 있게 된 상태가 진정한 완치입니다.

Q. 완치를 위해서는 아토피 관리를 얼마나 오래 계속해야 하나요?

A. 아토피 치료에는 지름길이 없습니다. 얼마나 오래관리해야 하느냐는 아이의 상태와 중증도에 따라 달라지지만, 핵심은

피부와 면역이 정상으로 돌아올 때까지 멈추지 않는 것입니다.

비교적 가벼운 아토피는 수개월의 집중 관리로 호전될 수 있지만, 오랫동안 악화된 경우에는 1년 이상 긴 시간이 걸릴 수도 있습니다. 부모 입장에서는 빨리 끝내고 싶어 조급해지지만, 성급히 관리를 중단하면 남은 불씨가 다시 커지듯 증상이 재발할 수 있습니다.

앞서 말한 소방차 비유를 기억하세요. 불길이 겉으로 잦아들었다고 물 뿌리기를 멈추면 불이 다시 번지듯이, 아토피도 겉으로 조금 좋아졌다고 방심하면 얼마 못 가 도로 심해집니다.

결국 불씨를 완전히 제거하듯이 피부 깊은 곳의 염증 소인까지 잡을 때까지 꾸준히 관리해야 합니다. 아이 피부가 정상 컨디션을 오래 유지하고, 이전에 반응하던 요인에도 끄떡없을 때까지 관리 기간을 가져가는 것이 재발을 막고 완치에 이르는 지름길입니다. 힘들겠지만 꾸준함과 인내가 완치의 필수 조건입니다.

Q. 스테로이드 연고 사용은 아토피에 도움이 안 되나요?
A. 스테로이드 연고는 아토피 환자에게 양날의 검같은 존재입니다. 효과적으로 염증과 가려움을 빨리 가라앉혀주는 장점

이 있어 피부과에서 흔히 처방하지만, 근본적인 치료법은 아니다라는 점을 부모님들이 이해하셔야 합니다.

스테로이드제는 말 그대로 증상을 잠깐 눌러줄 뿐입니다. 연고를 바르면 일시적으로 진정되지만, 중단하면 다시 악화되는 경우가 많습니다. 이는 피부에 남아 있던 아토피의 근본 원인이 해결되지 않았기 때문입니다. 게다가 장기간 남용하면 피부가 얇아지거나 리바운드 현상(중단 후 증상이 더욱 심해지는 것)이 나타날 수 있어 주의가 필요합니다.

그렇다고 무조건 쓰면 안 된다는 뜻은 아닙니다. 아이가 너무 괴로울 정도로 심한 급성 악화 시에는 전문의 지시에 따라 단기간 보조적으로 사용해 줄 수 있습니다.

다만 어디까지나 보조 수단일 뿐, 스테로이드에만 의존해서는 안 됩니다. 연고로 가라앉힌 뒤에도 생활환경 개선, 식습관 관리, 보습 등 근본 관리를 병행해야 합니다. 결국 아토피를 낫게 하는 것은 아이 몸의 밸런스를 되찾아주는 것이지, 연고 한 두 개 더 바른다고 완치되는 건 아니라는 점을 명심해야 합니다.

Q. 아이가 크면 아토피가 자연히 없어지기도 하나요?

A. 일부 아이들은 사춘기 즈음 아토피가 많이 좋아지거나 성인이 되면서 소멸하는 경우도 있습니다. 성장하면서 면역체계가 변하거나, 피부가 두터워지면서 증상이 덜해지는 사례가 있긴 합니다. 하지만 모든 아이들이 저절로 낫는 것은 아니며, 방치했다가 오히려 악화되거나 평생 만성질환으로 남는 경우도 적지 않습니다.

따라서 아이를 믿고 기다리는 것만으로는 위험할 수 있습니다. 어릴 때 적절히 치료해 주지 않으면 아토피가 관절 부위마다 태선화 흉터를 남길 수도 있고, 피부 감염 등의 합병증으로 고생할 수도 있습니다. 또한 사춘기 이후에도 알레르기 비염이나 천식 등 다른 알레르기 질환으로 이어질 가능성도 있습니다.

따라서 "크면 낫겠지" 하고 마냥 기다리기보다, 어릴 때 생활습관을 바로잡고 적극적으로 관리해 주는 편이 좋습니다. 아이가 성장하면서 면역이 강해지는 것도 치료와 관리가 뒷받침될 때 시너지 효과를 냅니다. 결국 성장에만 기대기보다는, 아이가 성장 과정에서 아토피를 털고 갈 수 있도록 도와주는 것이 부모의 역할입니다.

Q. 아토피 피부는 평소에 어떻게 관리해줘야 하나요?

A. 일상적인 피부 관리가 아토피 치료의 밑바탕입니다. 우선 보습이 가장 중요합니다. 아토피 피부는 피부 장벽이 약하고 건조하기 쉬우므로, 하루에도 여러 번 순한 보습제를 발라 피부가 촉촉한 상태를 유지해야 합니다.

특히 목욕이나 세안 후에는 물기가 마르기 전에 빠르게 보습제를 발라주세요. 목욕은 과도하게 자주 시킬 필요는 없지만, 땀을 많이 흘리거나 피부가 더러워졌을 땐 미지근한 물로 짧게 씻기는 것이 좋습니다. 이때 저자극 비누나 약산성 클렌저를 사용하고, 헹굼을 충분히해서 비누기가 남지 않도록 해야 합니다. 혹시라도 몸에 세제나 비누 잔여물이 남아 있으면 피부를 자극해 염증과 발진을 일으킬 수 있기 때문입니다.

목욕 후에는 부드러운 면 수건으로 톡톡 두드리듯 물기를 제거하고 바로 보습해 주세요. 옷은 면 소재의 통기성과 흡습성이 좋은 옷을 입혀 피부 자극을 줄이고, 세탁 시에도 합성향이나 잔류물이 적은 세제를 사용하는 것이 좋습니다.

집 안에서는 먼지와 진드기를 줄이도록 청결을 유지하되, 환기를 자주해서 공기를 순환시키세요. 또한 아이가 긁는 행위자체가 피부 손상을 심화시키므로, 손톱을 짧게 관리하고 심할 땐

면 장갑을 끼워 자는 것도 방법입니다. 이런 작은 습관들의 실천이 모여 아이 피부의 회복을 앞당기고 재발을 예방해 줍니다.

**Q. 아토피 치료 과정에서 특히 주의해야 할 점이 있나요?**

**A.** 아토피는 긴 여정인 만큼, 치료 과정에서 부모들이 빠지기 쉬운 함정들도 있습니다. 첫째, 빨리 낫지 않는다고 조바심내서 이 방법 저 방법을 잔뜩 시도하다가 오히려 악화시키는 실수를 흔히 합니다. 인터넷이나 주위 소문에 의존해 검증되지 않은 민간요법이나 강한 약물을 남발하면 아이 피부만 더 예민해질 수 있습니다. 한 가지 방법을 시작했다면 꾸준히 경과를 지켜보며, 전문의와 상의해 조절하는 것이 안전합니다.

둘째, 증상이 좀 나아졌다고 관리 소홀해지는 경우입니다. 아토피는 말씀드렸듯이 잠깐 좋아졌다고 끝난 게 아니므로, 완치 판정 전까지 방심하지 않는 태도가 필요합니다. 셋째, 아이만 고생한다고 생각해서는 안 됩니다. 아토피는 아이 혼자 싸워야 하는 병이 아닙니다. 치료 과정에서 아이 스스로 지키기 어려운 부분(예를 들면 음식 절제나 긁는 습관 조절 등)은 주변 어른들의 인내와 격려가 함께해야 합니다. 꾸준한 관리 중에 한두 번 재발할 수도 있지만, 이를 좌절의 계기로 삼지 말고 오히려 치료 방법을 점검하며 더 나은 관리로 보완하는 기회로 삼으세요.

마지막으로, 전문가의 도움을 적절히 받는 것도 중요합니다. 혼자 모든 정보를 판단하기 어려우므로, 아토피를 전문적으로 보는 의사와 꾸준히 상담하면서 진행하면 더욱 안전하고 효과적으로 완치에 다가갈 수 있습니다.

**Q.** 아토피 아이가 어린이집이나 학교에 가도 괜찮을까요?

**A.** 많은 부모가 고민하는 부분 중 하나가 바로 단체생활입니다. 어린이집이나 학교는 다양한 환경 자극과 집단 감염 가능성이 있기 때문에, "보내도 괜찮을까?" 하는 걱정이 드는 게 당연합니다. 그러나 단순히 격리하거나 피하는 것만이 정답은 아닙니다. 오히려 이런 사회적 경험은 아이의 정서적 성장에 중요한 역할을 하며, 정서 안정은 아토피 회복에도 긍정적인 영향을 줍니다.

중요한 건 '보내는 시기'와 '준비'입니다. 피부가 심하게 뒤집힌 급성 악화기에는 집에서 안정적으로 회복을 돕는 것이 좋지만, 증상이 어느 정도 진정되고 나면 일상생활 속에서 아이의 회복 탄력성을 기르는 것이 필요합니다. 단체생활을 시작하기 전, 아이가 긁는 부위에 부드러운 옷을 입히고, 보습제를 챙겨주며, 선생님에게도 아이의 상태와 대처 방법을 미리 공유해 두면 도움이 됩니다.

특히 가렵다고 긁거나 짜증을 내는 상황에서 교사의 반응이 중요하므로, 교사와의 소통은 필수입니다. 아이도 "내가 이해받고 있다"는 안정감을 느끼면, 피부 반응도 훨씬 덜 예민해집니다. 결국 아이의 피부뿐 아니라 사회성과 자존감까지 함께 돌보는 것이 아토피 회복의 핵심입니다.

Q. 아토피에 도움이 되는 보습제나 화장품은 어떤 기준으로 골라야 하나요?

A. 보습제는 아토피 관리의 핵심 중 하나지만, 시중에 너무 많은 제품이 있어 선택이 어렵습니다. 보습제는 단순히 "좋은 성분"이 아니라, "우리 아이 피부에 잘 맞는가"를 기준으로 판단해야 합니다.

가장 기본적인 선택 기준은 다음과 같습니다.
1. 무향·무색소 제품: 인공향이나 색소는 피부 자극의 원인이 되므로 피해야 합니다.
2. 약산성 (pH 5.5 내외): 피부 장벽과 유사한 산도를 유지해주는 제품이 좋습니다.
3. 보습력이 좋은 제품: 글리세린, 세라마이드, 히알루론산 등이 함유된 제품들이 피부 수분 유지에 도움을 줍니다.
4. 피부자극 테스트 완료 제품: 알레르기나 피부 자극을 유발하

지 않는 제품인지 확인해야 합니다.

그리고 중요한 건, 한 가지 제품을 최소 2~3주 이상 써보며 아이의 피부 반응을 관찰하는 것입니다. 잘 맞는 보습제를 찾는 데 시간이 걸릴 수 있지만, 이 과정은 피부 회복의 속도를 결정짓는 중요한 열쇠입니다.

## 마치는 글

## 아토피, 회복의 메커니즘

처음 이 책을 쓰기로 결심했을 때, 나는 이미 수많은 현장에서 아토피로 고통받는 사람들을 만나고 있었다. 기업가로서, 연구자로서, 나는 현장에 서 있었다. 연고와 약에 지친 사람들, 아이의 피부를 바라보며 속수무책으로 마음이 무너진 부모들, 희망과 체념 사이를 오가는 그들의 이야기를 들으며 나는 수없이 같은 질문과 마주했다.

"왜 이렇게 낫지 않는 걸까요?"
"우리가 무엇을 잘못하고 있는 걸까요?"

수많은 아토피 당사자들과 가족들이 털어놓은 경험과 목소리,

그리고 그 목소리에 담긴 고통과 희망의 무게는, 내가 단순한 '바깥사람'으로 머무를 수 없게 했다. 객관적인 시선으로 시작했지만, 그 안에 담긴 삶의 균형과 구조를 이해하기 위해 더 깊이 들어가야 했다.

그 과정에서 나는 단순한 제품 개발을 넘어 근본적인 해답을 찾아야 한다는 목표를 세웠다. 대학과 연구소와 협업하며 다양한 천연물 기반 조성물 연구와 아토피 치료 메커니즘 관련 실험을 반복했고, 아토피를 단일 질환이 아닌 복합적인 시스템의 붕괴가 피부에 드러난 증상임을 더욱 확신하게 되었다.

그렇게 쌓아온 연구와 임상, 현장의 데이터와 목소리들, 그리고 내가 수년간 주장해온 회복 관점들을 하나의 흐름으로 연결한 것이 바로 이 책이다. 처음에는 조각처럼 흩어져 있던 생각들이었다. 어떤 날은 식단의 중요성이 더 크게 보였고, 또 어떤 날은 정서 안정이 핵심이라고 생각되기도 했다. 생활환경, 수면, 부모의 반응, 약물의 시기와 방식… 그 모든 요소들이 따로따로 진실처럼 다가왔다. 하지만 시간이 흐를수록 나는 알게 되었다.

그 모든 요소들은 '하나의 흐름' 안에서 함께 작동해야 한다는 것을.

그 흐름이 바로 이 책에서 말하는 ABS 회복 모델이다.

진정(Alleviate) → 균형(Balance) → 회복(Strengthen)의 순서로 이어지는 이 과정은 어떤 특별한 치료법이 아니라, 삶을 조율해가는 실천의 흐름이다. 이 책은 그 흐름을 체계적으로 정리한 첫 번째 결과물이며, 단지 설명이 아니라 실행 가능한 설계도로 구성되어 있다.

나는 이 책이 아토피에 대한 지식이나 정보 그 자체보다, 삶을 다시 설계하려는 사람들에게 '용기와 기준'을 제공하는 책이 되었으면 한다. 이 책은 누군가의 치료기를 담은 감성적인 고백이 아니며, 특정 제품에 대한 마케팅 안내서도 아니다. 이 책은 회복을 원하지만 어디서부터 어떻게 시작해야 할지 막막한 사람들에게 '한 걸음씩' 걸어갈 수 있는 길을 제안하고자 썼다.

당신이 지금 하고 있는 작은 실천들—오늘 한 번 더 아이의 손을 붙잡아 주는 일, 보습제를 제때 발라주는 일, "괜찮아"라고 말하며 아이의 기분을 묻는 일, 방 안의 공기를 점검해보는 일, 매일의 식단을 기록해보는 그 일이 바로 회복의 출발점이다.

이 책은 나의 연구와 실천의 기록이기도 하지만, 무엇보다 당신의 여정과 함께 쓰는 지도이기도 하다. 아이의 피부를 바라보며 수없이 마음 졸인 날들, 주변의 말 한마디에 흔들리며 '이 길이 맞는 걸까' 스스로를 의심했던 순간들, 그리고 다시 일어섰던 그 모든 시간들이 헛되지 않았음을 나는 전하고 싶다. 당신이 걸어온 그 시간은 '치유'가 아니라 '회복의 힘'을 길러온 귀한 시간이다. 그리고 그 회복은 지금도, 당신과 아이 사이에서 자라고 있다.

만약 지금 당장 무엇을 해야 할지 모르겠다면, '작게, 천천히, 반복적으로' 라는 말을 기억해도 좋다. ABS 모델은 거창한 목표를 세우는 것이 아니라, 작고 반복 가능한 습관을 통해 몸의 흐름을 되살리는 실천이다. 오늘 하루 아이의 잠자리를 정돈해 주는 일, 불을 끄고 조용히 손을 잡아주는 일, 지나친 정보 검색 대신 아이의 몸과 마음을 관찰하는 일, 이 모든 것이 균형과 회복을 향한 훌륭한 선택이다. 아토피를 고치는 것이 아니라, 아이의 삶을 다시 건강하게 만드는 것—그것이 우리가 함께 바라는 회복의 진짜 목적이다.

나는 아토피는 충분히 회복될 수 있다고 믿는다. 그 회복은 빠른 치유가 아니라, 지속 가능한 리듬의 발견으로부터 시작된다. 한 번의 치료보다 중요한 건 반복 가능한 일상이고, 모든 해답을 아는 것보다 중요한 건 몸의 신호에 귀 기울이고 반응할 수 있는 여유다.

이 책이 그 여정에서 당신에게 꼭 필요한 나침반이 되기를 바란다. 때로는 흔들리고, 때로는 멈춰 설지라도 다시 방향을 잡을 수 있게 해주는 나침반.

그리고 무엇보다도, 지금 이 순간 이 책을 읽고 있는 당신에게 전하고 싶다. 완벽하지 않아도 괜찮다. 아이가 조금 덜 긁었고, 어젯밤보다 깊이 잠들 수 있었다면, 이미 회복은 시작되고 있는 것이다. 그 여정을 함께 고민하고, 기록하고, 설계해온 사람으로서 나는 그것을 믿고 있다.

저자 김원대
㈜지엘바이오테크 대표이사 / 공학 박사